中国百年百名中医临床家丛书

何 任

何若苹 整理

中国中医药出版社

·北京·

图书在版编目（CIP）数据

何任／何若苹整理. -- 北京：中国中医药出版社，
2001.09（2024.12重印）

（中国百年百名中医临床家丛书）

ISBN 978-7-80156-257-9

Ⅰ.①何… Ⅱ.①何… Ⅲ.①中医学临床—经验—中
国—现代 Ⅳ.① R249.7

中国版本图书馆 CIP 数据核字 (2001) 第 064274 号

中国中医药出版社出版

北京经济技术开发区科创十三街 31 号院二区 8 号楼
邮政编码　100176
传真　010-64405721
廊坊市佳艺印务有限公司印刷
各地新华书店经销

开本 880×1230　1/32　印张 7.75　字数 181 千字
2001 年 9 月第 1 版　2024 年 12 月第 4 次印刷
书号　ISBN 978 - 7 - 80156 - 257 - 9

定价　29.00 元
网址　www.cptcm.com

服务热线　010-64405510
购书热线　010-89535836
维权打假　010-64405753

微信服务号　zgzyycbs
微商城网址　https://kdt.im/LIdUGr
官方微博　http://e.weibo.com/cptcm
天猫旗舰店网址　https://zgzyycbs.tmall.com

如有印装质量问题请与本社出版部联系（010-64405510）

出版者的话

祖国医学源远流长。昔岐黄、神农，医之源始；汉仲景、华佗，医之圣也。在祖国医学发展的长河中，临床名家辈出，促进了祖国医学的迅猛发展。中国中医药出版社为贯彻卫生部和国家中医药管理局关于继承发扬祖国医药学，继承不泥古、发扬不离宗的精神，在完成了《明清名医全书大成》出版的基础上，又策划了《中国百年百名中医临床家丛书》，以期反映近现代即20世纪，特别是新中国成立50年来中医药发展的历程。我们邀请卫生部张文康部长做本套丛书的主编，卫生部副部长兼国家中医药管理局局长佘靖同志、国家中医药管理局副局长李振吉同志任副主编，他们都欣然同意，并亲自组织几百名中医药专家进行整理。经过几年的艰苦努力，终于在21世纪初正式问世。

顾名思义，《中国百年百名中医临床家丛书》就是要总结在过去的100年历史中，为中医药事业做出过巨大贡献、受到广大群众爱戴的中医临床工作者的丰富经验，把他们的事业发扬光大，让他们优秀的医疗经验代代相传。百年轮回，世纪更替，今天，我们又一次站在世纪之巅，回顾历史，总结经验，为的是更好地发展，更快地创新，使中医药学这座伟大的宝库永远取之不尽、用之不竭，更好地服务于人类，服务于未来。

本套丛书第一批计划出版140种左右，所选医家均系在中医临床方面取得卓越成就，在全国享有崇高威望且具有较高学术造诣的中医临床大家，包括内、外、妇、儿、骨伤、针灸等各科的代表人物。

本套丛书以每位医家独立成册，每册按医家小传、专病论治、诊余漫话、年谱四部分进行编写。其中，医家小传简要介绍医家的生平及成才之路；专病论治意在以病统论、以论统案、以案统话，即将与某病相关的精彩医论、医案、医话加以系统整理，便于临床学习与借鉴；诊余漫话则系读书体会、札记，也可以是习医心得，等等；年谱部分则反映了名医一生中的重大事件或转折点。

本套丛书有两个特点是值得一提的：其一是文前部分，我们尽最大可能收集了医家的照片，包括一些珍贵的生活照、诊疗照，以及医家手迹、名家题字等，这些材料具有极高的文献价值，是历史的真实反映；其二，本套丛书始终强调，必须把笔墨的重点放在医家最擅长治疗的病种上面，而且要大篇幅详细介绍，把医家在用药、用方上的特点予以详尽淋漓地展示，务求写出临床真正有效的内容，也就是说，不是医家擅长的病种大可不写，而且要写出"干货"来，不要让人感觉什么都能治，什么都治不好。

有了以上两大特点，我们相信，《中国百年百名中医临床家丛书》会受到广大中医工作者的青睐，更会对中医事业的发展起到巨大的推动作用。同时，通过对百余位中医临床医家经验的总结，也使近百年中医药学的发展历程清晰地展现在人们面前，因此，本套丛书不仅具有较高的临床参考价值和学术价值，同时还具有前所未有的文献价值，这也是我们组织编写这套丛书的初衷所在。

中国中医药出版社

2000 年 10 月 28 日

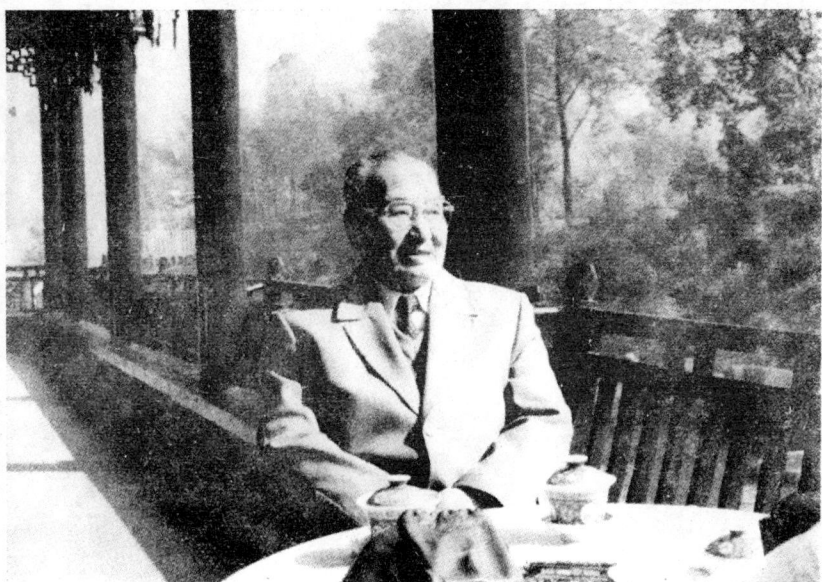

何任教授在杭州

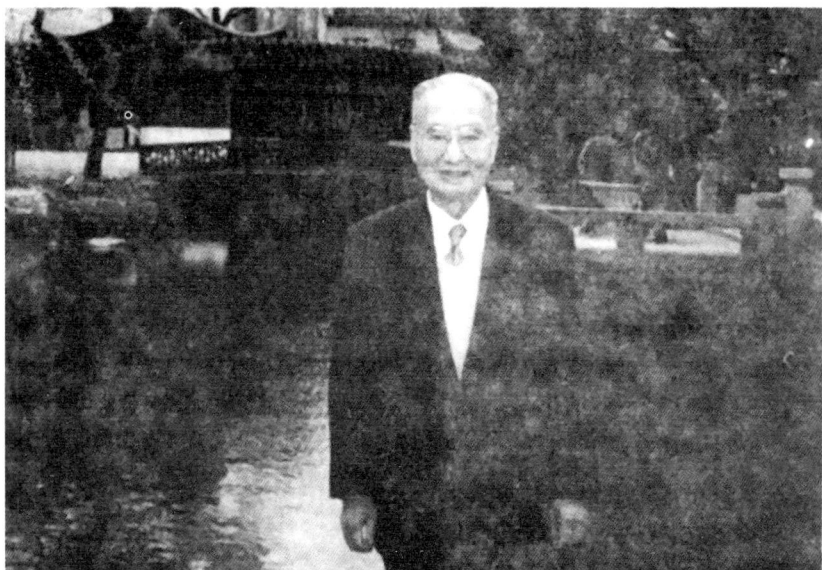

何任教授在苏州

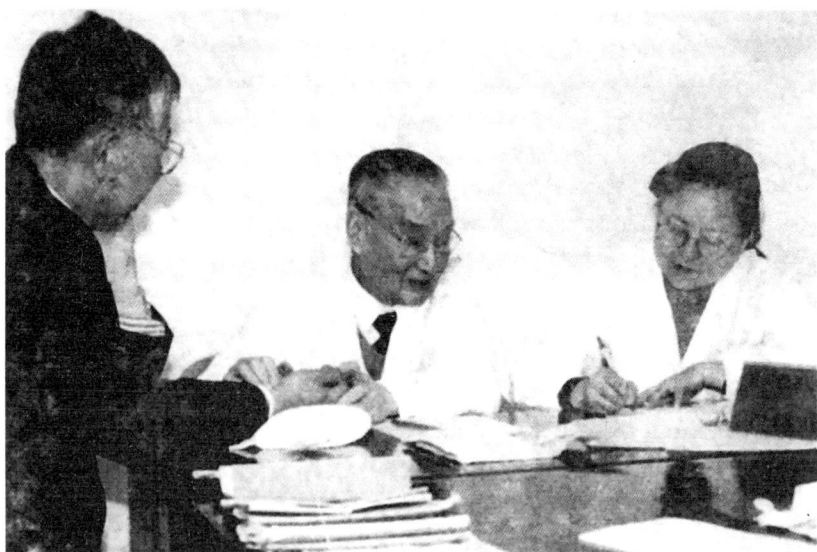

何任教授与本书作者在门诊

目　录

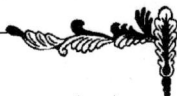

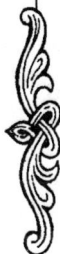

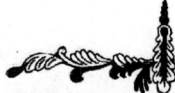

医家小传

　　每逢周一的早晨，位于杭州庆春街的浙江中医学院附属门诊部大厅里，总是人声鼎沸，排着长长的队伍。这些人大多是凌晨一、二点钟就来了，有的则是前一天吃罢晚饭就搬椅子坐在这里等候了。这些人有的讲杭州方言，有的操东北口音，有的是广东话，还有的是归国华侨所特有不太流利的普通话。原来，这些人天南地北地聚在一起，早早地排队等候，都是为了找何任教授看病的。

　　何任，字祈令，别署湛园，1921年1月11日出生于杭州一个世医家庭。父亲何公旦，从儒而医，在杭州颇负盛名。公旦先生治病能博采众方，屡起沉疴，就诊者远及湘、滇、蜀、粤、苏、鲁等地。何任不但从小就孕育着学医的志趣，而且付诸行动。从上小学前后就读一些《论语》《孟子》《大学》《中庸》《汉书》《史记》《古文观止》，以及《本草备要》《药性赋》《汤头歌诀》《医学心悟》等书。1937年7月他考上了上海新中国医学院二年级插班生。在那里，他孜孜不倦地度过了四年"三更灯火五更鸡"的寒窗苦读生涯。

毕业后，适逢抗日战争处于艰苦阶段，疾病流行，诸如天花、鼠疫、疟疾等烈性、急性传染病随处可见。好在何任有中医药的坚实基础，加之原先跟父亲侍诊时有过接触，因此也能沉着应诊，使许多危重病人转危为安。从此便正式开始了他的中医生涯。

1947年，何任在杭州创办了中国医学函授社。新中国成立后，何任先担任浙江中医进修学校副校长，后又负责筹建浙江中医学院，担任副院长，1979年任浙江中医学院院长。身为一院之长的何任坚持贯彻党的教育方针和中医政策并身先士卒，亲临教学第一线，先后授课的课程有《中医诊断学》《金匮要略》等近十门。"南阳经术蔚人师，今得先生实继之。字字切磋心若发，条条剖释义如丝。岂惟引证多成例，且复穷根直指疵，能溯渊源归一辙，医林长养盛师资。"这首写在一帧宣纸上的七律条幅，是浙江中医学院一位毕业生送给何任教授的。这是对何任所从事中医教学工作的真实写照。在临床上，他以内科、妇科为主，对疑难重症多以经方取效。如治突然便血、四肢厥冷、脉细如线的病人，急投别直参、黄连阿胶汤等，使病人血止而神志转清。又如治一脑萎缩的中年妇女，神情呆滞，步履困难，投四逆散14剂，步履自主，言语对答清晰。对肿瘤、胃脘痛、不孕、崩漏等病的治疗都积累了丰富的经验，深受病人的好评。在繁忙的教学、医疗、行政事务之余，何任总是孜孜不倦地探索中医学术，对中医经典著作尤其是《金匮要略》有较精深的研究，编著出版了《金匮要略新解》《金匮要略归纳表》《金匮要略讲义》等书，其中《金匮要略校注》被国家中医药管理局评为1992年科技进步奖二等奖，他本人也被日本汉方界

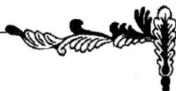

称为"研究《金匮》第一人"。几十年来，他笔耕不辍，在国内外中医药刊物上发表了200多篇学术论文。桃李遍布浙江，海内享有盛名，在国外也有一定的影响。曾先后担任浙江中医学院学术委员会主任委员、《中医报》社长、浙江中医学会会长、浙江省中医药高级职称评审委员会委员、浙江省人大常委、全国人大代表、中华全国中医学会常务理事、卫生部全国高等中医药教材编审委员会副主任委员等职。

已是耄耋之年的何任教授，耳聪目明，思维清晰，矍铄精神，以"老牛明知夕阳短，不待扬鞭自奋蹄"的精神，仍为中医药事业发放着光和热……

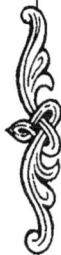

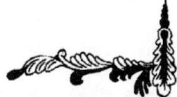

专病论治

湿温证治

湿温证，夷考其名，始见于《难经·五十八难》，而《难经》乃阐发《内经》之述作。它根据《素问·热论》："今夫热病者，皆伤寒之类也"的说法，分伤寒为五，曰中风、伤寒、湿温、热病、温病。故湿温亦属于广义伤寒之中。金元前后医家，虽遇有湿温之病，然终难脱伤寒窠臼。至明清，名医辈出，如吴又可、章虚谷、叶天士、薛生白、吴鞠通、王孟英等，对湿温之论述，从理论到证治，探精抉微，渐臻完善。

湿温多见于暑雨炎蒸，氤氲而化生湿热，人在气交之中，感而为病。其发病缓慢，病程较长，初时恶寒身重，头胀而痛，胸闷身热。初则热势不扬，舌苔黏腻或白或黄，脉多濡缓，继则但热不寒，湿热郁而成痦。本病责在太阴脾、阳明胃。对照湿温症状特点及多发季节，颇与西医所说之伤寒、副伤寒相类似，属急性传染病。其他沙门氏菌属感染、流行性感冒、钩端体螺旋体病等，若表现为湿热证候者，亦可采取湿温证的辨证处理。此病在我国解放以前，由于饥荒战乱，生活贫困，不讲卫生，故多流行。医生随处可见湿温患者，当时抗生素均赖进口（且如氯霉素药品尚未问世），民间未能普遍采用。其时患湿温证者若以西医一般药品治疗，实属乏善可陈，故本病多由中医诊治而所愈极多。何老初行医时，正值兵燹战乱，疫疠流行。所见所治，诸如天花、疟、痢、霍乱、鼠疫、伤寒、温病为数甚多。而诊治湿温，亦复不少，例案颇能忆及。多年来积累实践体会若干，故略陈本病之证治刍见，或有裨益。

一、湿温之辨证方法——三焦与卫气营血

吴鞠通说："温病由口鼻而入。鼻气通于肺，口气通于胃，肺病逆传，则为心包；上焦病不治，则传中焦，脾与胃也；中焦病不治，即传下焦，肝与肾也，始上焦，终下焦。"指出温病发展、病程、病变之所在。

湿温乃湿热之邪所致的热病，故其辨证亦以卫气营血与三焦为要点。一般同温病辨证，即：疾病初起，邪在上焦和卫分，尚属轻浅。随着病证演变，则入中焦与气分，其病情渐见转重，若病邪进而深入下焦或营血分，此时病已深沉。这是一般温病正常进程，即顺传，然而亦有由上焦肺卫直入营血者，即逆传。

湿温总离不开上述温病之辨证要点，但本病初起，邪困卫阳，故亦有卫分见证，但为时甚短，且多同时伴有温邪蕴脾的气分见证，而呈卫气同病。随着表证消失，则气分湿热

逐渐转盛。但是就湿温病的一般演变过程而言，初起阶段湿中蕴热，多表现为湿重于热；病程渐进，湿热逐渐化燥，出现湿热并重现象，甚则转化为热重于湿。湿热郁蒸气分，病变虽以太阴脾、阳明胃为主，但其病邪亦可弥漫三焦，波及其他脏腑，而出现多种证象。

湿温之偏重于湿者，见足太阴脾经症状；偏重于热者，则见足阳明胃经症状。脾胃位于中焦。故湿温见证，虽亦有上焦、下焦之见证，但以笔者临诊所见，多以中焦证为主。足阳明病见症是：发热不恶寒，反恶热，日晡益甚，语声重浊，呼吸气粗，大便秘，小便涩，苔黄，甚则焦黑起刺；足太阳病的见症是：身热不扬，午后较甚，体痛且重，胸闷不欲食，或见泛恶，大便溏薄，苔腻脉缓。此等见症，均为常见。

二、湿温的治法大要——湿热俱清

湿温既为湿热所致，其治法有所谓："如湿胜者，当清其湿；热胜者，当清其热。湿胜其热，不可以热治，使湿愈重；热胜其湿，不可以湿治，使热愈大也。然则初渭其湿，当以利水清湿为要，使其湿不得以成其热也。久而湿化为热，亦不得再利其湿，使热反助其胜也"（《医林绳墨》）。此虽反指湿热诸病而言，然湿热证之湿重于热、热重于湿等之治疗虽有参考意义，但湿温之临床诊治，自当湿热俱清为宜。至于兼病，如发疹、痦，如化燥燔灼津液；以及变病，如神昏、谵妄躁狂、大便下血，瞀乱痉厥等，则按卫气营血及各自病机论治。

由于湿温为湿热之病，故虽有卫气营血之不同，而治法总离不开分消湿热，既治湿又治热，即治湿不遗忘治热，治热不忽视治湿。其中又得分析其湿重于热、热重于湿等侧重病情兼及各种变证。大体上：初起内外合邪，湿遏卫气时，宜芳香宣透以化表里之湿，表证解除后，则宜宣化气分湿浊，并视症状兼佐清热。湿渐化热，湿热症状俱现，则既化湿，又清热；湿邪化热而出现热重于湿，自以清热为主兼及化湿。湿热完全化燥化火，即以化燥化火论治。至于热炽气分，腑实燥结，络伤便血，气随血脱等症，则分别以清热生津，通腑清热凉血止血，补气固脱施治。

总之，湿温起病缓慢，病势缠绵，整个病程以气分时间比较长，兼证、变证甚则到恢复阶段，亦须谨慎地重视余邪是否清除。各阶段各时期总以按其病机所在，辨证施治为要。

三、湿温典型病案举例

齐某，男，19岁，学生，1992年暑假返乡，旅途劳顿，饮食不洁，始则微寒身倦，头痛，食欲不振，1周不解，其时未加治疗，兹将诊治经过记述如下：

（1）1周后感身热，初时37℃，每日递次升高，头疼肢重不解，纳呆，口渴，胸闷，舌苔厚腻，脉象濡数，睡中易醒，大便数日未下，小溲黄少。乃以淡豆豉、桑叶、柴胡、葛根、焦六曲、山楂肉、鸡内金、滑石、通草、郁李仁、大豆卷等进服。以其早期违和，故既解表邪，又消导利湿。以上方药，加减出入，共服四五日。

（2）药后虽得微汗而身热不解，朝轻暮热重达39℃，头痛，少言语，夜不安寐，口渴，腹胀，数日来得大便1次，量甚少而稀溏，小便短黄，苔厚，脉数。乃以葛根黄芩黄连汤酌加焦六曲、大腹皮、薏苡仁、杏仁、厚朴、鲜芦根及益

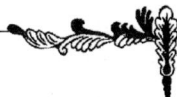

元散等药加减进服数 3 日。

（3）因前后服药 10 余剂，身热不除，乃延请西医同时诊，某西医诊为肠伤寒，每日注射握姆那丁退热，并静脉注射葡萄糖数日。其时身热不除外，大便秘结不下，口中气秽，胸部红疹隐隐，烦躁，夜寐妄语，苔厚燥，脉数无力。此阶段数日中，曾以葛根芩连汤、苍术白虎汤、三仁汤、益元散，酌加玉枢丹等，逐日更迭进服。

（4）自患病至今，已近 3 月余。晨间身热稍有下降，入暮又高，红疹已退，颈下胸前有白痦。舌苔渐化，舌质露红，唇口干裂，脉缓无力。惟神识时清时昏，喂以糙米汤，但不知为何物，时感腹胀思大便终不能得。乃以竹叶石膏汤、增液汤、安宫牛黄丸、玉枢丹，辨证进服，又二三日。

（5）神志昏蒙，至第 3 天午后，突然呼急欲大便，家中数人缓缓扶病人于净桶上，即闻泄泻之声，病人口说："大便解出了，舒服，舒服。"语声方落，随即闭目，手足厥冷，全身微战，家人惊扶之卧床上，面如白纸，呼之不应。转视便桶中有鲜血小半桶并夹稀粪。按脉细如丝，急以别直参汤冲童便灌之。约 1 小时后，病人张目，魄汗淋漓。遂继以黄连阿胶鸡子合犀角地黄汤加西洋参、童便进服，以后连续 2 天均有血便。

（6）三四日后，便血止，神志渐渐转清，唯闭目少语，唇干，手足抖动，苔少，舌质红，脉虚细，乃以三甲复脉汤加鸡子黄、五味子，加减进出，共服数日。

（7）身热渐退，神识转清，疲顿甚极，脉缓弱，舌苔微干。随以养阴生津之西洋参、炙甘草、天花粉、五味子、石菖蒲、麦冬、生地、石斛、玉竹、茯神、白芍等善后。

（8）病入坦途后，胃纳渐展，乃以健脾益气血，防其食

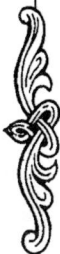

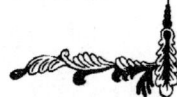

复。后又曾患每夜盗汗透衣，数月后脱发几尽，全身皮肤落屑，又数日，始转健壮。

四、湿温证治心得

（1）湿温证包括西医所说之多种疾病，很多急性传染病，可以采取湿温的诊治方法加以治疗。若将湿温仅说成是伤寒、副伤寒还是有一定局限性的，但伤寒、副伤寒包括在湿温证内，已如上述。

关于湿温的诊断，吴又可《瘟疫论》说："证有迅速轻重不等……感之轻者，舌上白苔亦薄，热亦不甚，而无数脉，其不传里者，一二剂自解。"又说："感之重者，舌上苔如积粉，满布无隙。服汤后不从汗解，而从内陷者，舌根先黄，渐至中央……如舌上纯黄色，兼见里证，为邪已入胃。"这明确指出了病邪浅深，病势增进，舌苔亦因而转变，这在诊断湿温是非常重要的。叶天士《外感温热病篇》论舌诸条更为详尽，不但指出其形成舌苔之病机，还指出各种不同的治法及禁忌，当为学习诊断湿温之不可不读之书。我于临床上见湿温之舌苔，初为白腻，白如积粉表明湿重；舌苔转黄腻表示热重，甚则黄褐乃至焦黑。若舌苔黄燥而舌质红绛，则湿邪化燥。至湿温后阶段，苔亦有逐渐剥脱，舌尖先现红色。舌苔是随病之进退而起变化。多见热甚高，有时达40℃以上而脉不过略显滑数者有之。常视兼症而异，或缓滞，或弦疾，或有模糊难辨之形。然便血衰虚，脉多细小近无。湿温证之大便，亦为诊断辨治之重要依据。吴又可说："热结旁流，协热下利，大便秘结，大便胶闭，总之邪在里，其证不同者，在乎通塞之间耳。"又说："况多有溏粪失小，但蒸作极臭，如败酱如藕泥，临死不结者"及"……虽结粪后瘀而润下，结粪虽行，真元已败，多至危殆。"这种对大便之细致阐述，确为诊断治疗湿温之有益参考。

在湿温之诊断上，应注意四诊合参，做到诊断清楚。而于舌象、脉象，大便更当十分重视。此外如面色、口秽臭、汗臭等亦为湿温之诊断要点。

（2）湿温的辨治，应该严格做到"谨守病机"。而病机之判断首须辨证。如湿温化热，燔灼营分，血分热扰，上溢下决，或为吐血，或为便血。若血外夺而里热降泄，自是吉象。若血既外夺而反昏烦躁，证不轻减，即是重证，必使血止而热亦渐解，方为顺手。

湿温证顺逆之辨别，有与一般温热病类同之处。如身热甚高，能有轻减之时，口渴能饮水，夜能安眠，热势虽高，多为顺象。若见湿温证初起目糊不清，往往有昏厥之变。《灵枢·热病篇》有"目不明，热不已者死"。故温病之初即目不明，是病进邪陷阳伤之前兆。临诊时亦不可忽略。

（3）临诊中所见湿温病人，若其人平时无病壮健，能知保养者，即使证候深重，亦能化险为夷。例如上面所举之湿温病例，齐某，病症不可谓不重，但能于肠出血虚脱之险境中挽救过来，主要是未婚之青年，体质素健。在当时亦有患湿温证而平时体虚欠健，虽未见肠出血，而死亡者亦有之。《素问·玉版论要》谓："病温虚甚死"。此即指其人阴气先虚，邪热内讧，阴精先涸，一发燎原，是不可治愈也。

湿温初愈之时，往往余邪缠留不尽，其时既需药治，亦须谨慎饮食。《素问·热论》说："病热少愈，食肉则复，多食则遗，此其禁也。"在临床上湿温初愈，其时胃纳转佳，由于饮食过多，或进厚味过早，往往病情反复，甚至导致死亡，故患湿温重症后，只可进清淡稀粥之类，经过一段恢复过程，始可酌增饮食。

湿温之证，变化较多，唯能知常，方能识变，贵在临诊时细察体验。

五、湿温及温病医案 6 则

（1）湿温

丁某，男，29 岁。1971 年 8 月 30 日初诊。

身热形寒已有旬余，胸闷脘胀，饮食不下，检查白细胞偏高。此乃湿温之证，以解热除湿为治。

连翘 9 克，炒银花 12 克，黄芩 6 克，佩兰 6 克，苡米仁 12 克，蔻仁 3 克，杏仁 9 克，生山栀 9 克，益元散 12 克（包煎）。2 剂。

9 月 1 日二诊：药后身热已除，胃纳略展，胸闷较瘥，唯手指尚有寒意，食后嗳气，大便溏泄。续以疏解理脾为治。

连翘 9 克，炒银花 12 克，生山栀 9 克，白术 9 克，茯苓皮 9 克，苡仁 12 克，佩兰 6 克，川朴 4.5 克，蔻仁 3 克，藿香 6 克，净滑石 12 克。3 剂。

【按】本例由于湿温之邪失于宣化，逗留中焦。症见形寒发热，胸闷脘胀不思食，大便溏泄，诚如吴鞠通所谓"湿秽着里，脘闷便溏……"者。加以湿邪粘滞难化，无怪于缠绵 2 周未愈。第 1 方用银、翘、栀、芩以退热；三仁、佩兰以化湿；益元散既清热又化湿，是仿吴鞠通"黄芩滑石汤"意，故 2 剂而热退。第 2 方去黄芩加苓、术、藿、朴以健脾和胃，疏化余湿，3 剂而瘥。由此可见，只要药能对症，缠绵的湿温证，可以使其不缠绵。

（2）温证（流脑）

樊某，女，29岁。初诊：1971年12月14日。

因患"流脑"住院，高热烦躁不安，衄血，夜则谵语，神志时清时昧，脉细数，舌绛。此温邪入营，且时作抽搐痉厥，乃热极生风，风火相煽，筋脉失养。以凉营清热解毒，若热退神清则安。

乌犀角（现禁用）1.5克，玄参9克，麦冬12克，鲜生地25克，丹参9克，黄连3克，竹叶心4.5克，银花9克，连翘12克，紫雪丹2.5克（分2次灌送）。2剂。

【按】本案系某医院住院病人，此由温邪传入心营，热盛引动肝风之证。遵吴鞠通法用清营汤加紫雪丹清热息风、宣窍通灵，2剂神清痉止，疗效显著。

（3）温证

胡某，男，40岁。1972年2月4日初诊。

身热面赤，齿干唇焦，目瞑嗜卧，神昏谵语，大便未下，手足扰动，脉数，以清热开窍为主。

连翘12克，黄芩9克，焦山栀9克，郁金9克，银花12克，甘草4.5克，鲜生地30克，滑石9克，安宫牛黄丸2颗（分2次研送）。2剂。

2月6日二诊：4日药后身热除，神志已清，大便下1次，扰动亦安，唯小便赤，脉数，唇舌干，以清热解余烬而滋育。

连翘9克，黄芩9克，鲜生地15克，银花9克，玄参9克，淡竹叶9克，百合12克，金石斛9克，益元散12克（包煎）。4剂。

【按】冬春之交，感受温邪，内传营分，耗伤津液，而见身热面赤，齿干唇焦；邪入心包，故神昏谵语，目瞑嗜卧；津伤风阳鸱张，而见手足扰动。处方以银翘、栀、芩清热，鲜生地生津，滑石利尿而引热下行；再以安宫牛黄配郁金宣窍清心。2 剂而神清热退，改用生津为主，清热为辅，佐以利尿之剂以清除余邪，充分体现了叶天士的"炉烟虽熄，灰中有火"的治疗原则。用药灵活，丝丝入扣，所以疗效非常显著。

（4）温证

骆某，女，34 岁。1972 年 7 月 18 日初诊。

身热 10 余日，日晡为甚，热高则首如蒙而心烦，舌干绛，脉细数，温邪入营而伤阴。治宜清热养阴。

连翘 9 克，银花 9 克，元参 9 克，麦冬 9 克，鲜石斛 9 克，天花粉 9 克，赤芍 9 克，卷心竹叶 3 克，益元散 9 克（鲜荷叶包煎）。2 剂。

7 月 20 日二诊：药后身热见低，舌色转润，有便意而未解，仍宜原意加减。

连翘 9 克，银花 9 克，元参 9 克，麦冬 9 克，鲜石斛 9 克，生地 15 克，黄芩 6 克，赤芍 9 克，淡竹叶 4.5 克，全瓜蒌 12 克（杵）。2 剂。

7 月 22 日三诊：身热已除，大便已下，舌脉均转，唯感气短神乏，宜以益气养阴为续进。

党参 9 克，鲜石斛 9 克，玄参 9 克，麦冬 9 克，甘草 4.5 克，茯神 12 克，赤白芍各 6 克，连翘 6 克，红枣 3 个。5 剂。

【按】本案病机是暑温入营，阴液已涸，有劫液动风之势，治用清热生津药合增液汤加减，复诊加黄芩以彻热，瓜蒌以通便。药再进而便通热除，改用益气养阴调理。3 方都是温热家（吴鞠通、戴麟郊）手法。

（5）暑证

陈某，男，18岁。1974年7月15日初诊。

外感暑邪，身热气促，烦渴引饮，汗多，头痛见于前额，日前曾有鼻衄，牙龈肿痛。舌红，唇干，脉洪大，宜解热益津气。

党参12克，北沙参9克，生石膏30克，知母9克，生甘草6克，天花粉9克，赤芍9克，鲜生地30克，粳米1小盅。3剂。

7月19日二诊：气促已平，身热见低，牙宣龈痛，便艰，续宜泻胃火而益津。

太子参9克，北沙参9克，知母6克，生甘草6克，生石膏12克，麦冬9克，淡竹叶9克，鲜生地30克，生大黄4.5克。3剂。

【按】本案系暑热之邪感于气分（身热、烦渴、汗多、脉洪大），头痛见于前额，阳明经证已显然；加以舌红唇干，不但气津两伤，而且驳驳于有进入营分之渐。药用白虎加参，直清阳明气分；鲜地、赤芍，不仅生津，且清血分。3剂而暑热证解，剩有胃肠余热，原方加冬、地、大黄，以白虎汤加参之全，增液承气之半，组合为方，清润泄热，两擅其长，因而奏效迅速。

（6）热病余邪

李某，女，30岁。1971年12月20日初诊。

因渗出性胸膜炎入院，身热已退，胸痛渐除，唯头晕，全身乏力，月经多，夜寐不安，小便色赤，脉细数，苔薄白，舌质红，口苦，以清余邪为治。

野百合12克，党参9克，车前子6克，生地黄12克，白茅根24克，卷心竹叶9克，甘草梢6克，天麦冬各9克，大小蓟各 6 克。3 剂。

12 月 22 日二诊：昨日作胸透，谓积水已全消，小便色转黄，唯四肢乏力，头眩，咽干唇燥，苔腻口苦，脉微数，以益肺清热为续。

野百合 12 克，生地黄 12 克，苡仁 12 克，北沙参 9 克，冬瓜子 12 克，党参 9 克，白术 9 克，白茅根 24 克，茯苓 12 克，天麦冬各 9 克，卷心竹叶 9 克。3 剂。

12 月 24 日三诊：小便已清，夜寐尚欠安，脉细数，苔厚见于根部，口苦，以疏清为续。柴胡 4.5 克，野百合 12 克，生地黄 12 克，白茅根 24 克，焦枣仁 9 克，柏子仁 9 克，神曲 9 克，藿香 6 克，佩兰 9 克，天麦冬各 9 克，卷心竹叶 9 克。3 剂。

【按】本案为热病后余邪，主症是口苦、舌质红、小便赤，主方用百合地黄汤加清热养阴药，由于本案剩余的邪热较多，特别是小便黄赤，贯穿在一二两诊中，因此清利及清化药也较多用《金匮心典》谓百合病"唯口苦，小便赤，脉微数。则其常也，所以者何；热邪散漫……微于脉，见于口与便……"百合病症状虽变行不一，要之小便赤一症则有定，亦是热病余邪用百合地黄汤的依据。

喘证论治

一、喘证之作主要责之肺肾

喘证为临床常见之病症，指呼吸急促。

《说文》所谓："喘，疾息也。"其意思即是指一呼一吸极其快速，异于平人。喘证简称为喘，亦称喘逆，喘促，喘息，气喘等。古医籍论喘常与短气、逆气、上气合而言之。《金匮要略·肺痿肺痈咳嗽上气病脉证治》篇之"上气"，是指气息急促，喘息。

喘证之作，责在肺、肾。盖肺为气之主，肾为气之根。肺主出气，肾主纳气，阴阳相交，呼吸乃和。倘若出纳升降失常，喘疾即作。故而就喘证之病机言，其病主要在肺和肾。肺之宣肃功能正常，则吐浊吸清，呼吸调匀。肾司摄纳，有助肺纳气，保持肺气肃降之作用也。分而言之，肺主气者，外合皮毛，内为五脏华盖。若外邪袭表犯肺，或他脏病气上干，皆可使肺失宣降；肺气壅实，呼吸不利而喘；为肺虚气失所主，亦可少气不足以息而为喘。若肾元亏虚，根本不固，摄纳失常，则气不归元，亦可气逆于肺而喘。此概言喘归肺、肾之义。

二、喘之辨证先当明其虚实

喘之辨证，何老以为首先当明虚实。《内经》所谓："邪入六腑，则身热，不时卧，上为喘呼，以及"不得卧，卧则喘者，水气客之"，此言喘之实也。又说"秋脉不收，则令人喘"，以及"劳则喘息汗出"。此言喘之虚者也。《医学心悟》云："外感之喘，多出于肺；内伤之喘，未有不由于肾者。"亦要言不繁。临诊较简易之辨虚实方法：实喘者，气长而有余；虚喘者，息促而不足。实喘者，胸满声粗，此邪客于肺，上焦气壅所致；虚喘者，呼长吸短，此肾不纳气，孤阳无根所致。何老数十年临诊中常以"胸满声粗"与"呼长吸短"结合四诊以辨喘之实虚，往往可得明确之诊断。首分喘之虚实固属重要，但病情错杂者，往往下虚上盛并见。实喘病久伤正，自肺及肾；或虚喘复感外邪，或夹痰浊，则病情虚实错杂，常多见邪气壅阻于上，肾气亏虚于下之证候。亦有病情甚重者，不仅肺、肾俱虚，而且俱有孤阳欲脱牵累及心，使心气、心阳亦同呈衰竭。阳气亏虚不能鼓动血脉之运行，血行瘀滞者可见面色唇舌指甲青紫，喘汗不已而成脱象。此种亡阳亡阴之危候，亦非少见，不可不知。

三、治喘要领——肺肾虚实四字

喘证之治，要之在于肺肾虚实四字。分而言，喘之由于客邪于肺，上焦气壅，呼吸不利，气盛脉实，滑数有力，皆实候也。通治总以疏利为是，如定喘汤。肺感风寒致喘，常用三拗汤；肺寒夹饮，肺脉水停，脉浮，则宜小青龙汤；肺热痰火证明显，则用麻杏石甘汤；肺气不降，浮肿而喘，则可以麻黄汤加桑白皮、茯苓之类；水病喘满，肾邪犯肺，则常以通阳泄浊法，用真武汤合四苓散。此外，痰喘必涤其源；气喘必平其气。前者用温胆汤，后者用半夏厚朴汤等均为治实喘之常法、常方。倘见吸气短促，遇动则剧，气弱脉微，定其外无客邪，内无实热，皆为虚候。其肺虚金燥者，多用生脉饮；肾阴亏虚肺受其烁则宜六味地黄汤加麦冬之类。肾阳虚气脱而喘，则参麦六味丸、金匮肾气丸酌情而用。肾不纳气，身动即喘，则加沉香、黑锡丹等以导火归源。其重证气欲脱者，则急宜接续真元，用人参、紫河车、五味子、石英之属。治喘大要如此。

《金匮要略》所谓"上气"前已叙过，即属喘证（并包括哮证）。于总论各证时，指出"上气"之证候："上气喘而躁，欲作风水"，又说"上气面浮肿，肩息，脉浮大，不治。又加不利尤甚"，又在论肺痈肺实壅滞重证时指出："肺痈喘不得卧，葶苈大枣泻肺汤主之"。此外，曾以咳嗽与气喘合

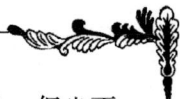

论，如提到浊痰壅滞时，谓"咳逆上气，时时吐浊，但坐不得眠，皂荚丸主之"，提到虚火咳逆时说："火逆上气，咽喉不利，止逆下气，麦门冬汤主之"，再如提到"肺胀"，由于外邪内饮气壅证时说："咳而上气，此为肺胀，其人喘，目如脱状（任按指两目外鼓，有如脱出之状），脉浮大者，越婢加半夏汤主之"，对"肺脉"外邪内饮水积证时说："肺胀，咳而上气，烦躁而喘，脉浮者，心下有水，小青龙加石膏汤主之"等。《金匮要略》所指出以上各条、各法、各方，亦多为何任教授诊治喘证所常采用。

四、诊治喘证注意点

喘之征象，常多以呼吸困难为主症。病人主观上感到呼吸困难，或气不够用。虽属常见病，但亦应为急治中作出鉴别。呼吸困难客观上可见病人呼吸肌及副呼吸肌均参与运动，呼吸幅度或频率增加，或两者均同时增加。除以上中医分辨其证外，究其原因甚多：如肺和支气管之疾病，如大叶性肺炎，肺梗塞，支气管哮喘，急性毛细支气管炎，喉或气管阻塞，急性肺不张等。胸膜疾病，为自发性气胸，胸膜炎大量积液等。心脏病，如各种原因引起的心衰，心肌炎和心肌梗塞等。休克晚期呼吸中枢之障碍。酸中毒，糖尿病酮症，尿毒症。贫血，缺氧，颅压增加或呼吸中枢受损害，呼吸肌运动神经麻痹，癔病等，均有可能出现呼吸困难。这在目前我们诊治喘证时，应多作一层考虑。

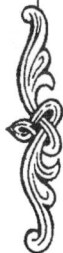

五、喘证医案 6 则

1. 实喘——小青龙汤

朱某，50 岁。1974 年 3 月 8 日初诊。

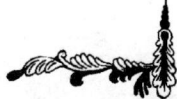

素有水饮之证（西医诊为老慢支），近日复受表邪，喘而不得卧，小便少，脉浮，苔白。以小青龙汤加茯苓治之，未尽2剂而喘平。

【按】此人原有水饮，复受外邪引动，表邪内饮，发而为喘。本方解表而行散水饮，表里之邪散，喘满即平。此实喘之常治法也。

2. 虚喘——黑锡丹

谢某，60岁。1970年10月31日初诊。

气促痰多，胸满喘急，头部冷汗，四肢不温，舌淡，脉沉细。自购"平喘丸"久服无效。治予散寒温镇之法，投局方黑锡丹18克，每日6克，温水分次送吞，3日服完，气喘已平。

【按】本例气促痰多，胸满喘急，一因痰浊上壅，肺气不能宣降；二因下元不固，气失摄纳。肾阳虚，卫外之阳不固，则头部冷汗；阳虚不能温养于外，则四肢不温；舌淡，脉沉细，皆为阳气虚弱之证。黑锡丹治元阳虚弱，肾不纳气之喘息，确具良效。

3. 虚喘——人参蛤蚧散

余某，女，27岁。1974年9月4日初诊。

肺结核有年，咳嗽喘促亦久，烦热，痰中带红，面色不华，且脸肿，体质瘦弱，脉虚苔白，以定喘扶羸为法。

红参片4.5克，杏仁6克，知母6克，炙甘草6克，茯苓12克，川贝6克，桑白皮9克，白术9克，橘红4.5克，另蛤蚧1对（焙研细末，每天2次，每次3分吞）。3剂。

【按】久咳伤肺，肺虚气逆，为喘促脸肿。参术苓草，扶元益气；杏仁、桑白皮以降肺气，蛤蚧纳气定喘。病已由肺及肾，治亦肺肾兼顾；从整个方义来看，以治本为主，治标为辅，特别是参蛤并用，更加强益肺气纳肾气的作用。方用罗谦甫《卫生宝鉴》人参蛤蚧散化裁而定，对补肺益气、化痰定喘有一定疗效。

4. 寒喘——覆杯汤

黄某，女，48岁。1971年12月31日初诊。

咳嗽痰少，张口抬肩，双手扶握椅背而喘，痛苦不已，苔白脉紧。此寒喘也。以麻黄12克，生甘草6克，肉桂5克，川贝母6克。煎服2剂。服1剂证轻，2剂尽而喘嗽平。

【按】本案苔白脉紧，显系寒喘。该方名覆杯汤，系何任教授读《医心方》所得。该方专治"咳嗽上气，呼吸攀绳，肩息欲死"。病者见症颇似之，故投而速效。

5. 痰饮喘证——苓桂术甘汤

张某，男，62岁。1972年12月4日初诊。

脾肾虚寒，痰水上凌，咳嗽喘促，腰酸肢冷，心悸便溏，脉迟，苔薄，当以温药和之。云茯苓15克，川桂枝4.5克，白术12克，炙甘草6克，淡附片4.5克，姜夏6克，补骨脂12克，五味子4.5克。3剂。

8日二诊：药后喘咳见减，便已成形，腰酸，苔白，仍以原意进治。

淡附片4.5克，茯苓12克，川桂枝4.5克，白术12克，炙甘草6克，姜夏6克，干姜6克，补骨脂12克，七味都气丸18克（包煎）。5剂。

【按】苓桂术甘汤治痰饮，自是《金匮要略》成法。本案的痰饮，由于脾肾虚寒，伴见腰酸肢冷，仅用苓桂术甘，当然不能胜任，故合附子理中汤去参加补骨脂，才合病机。姜、味合用，一散一收，配伍半夏以奏镇咳、平喘、除痰之效；亦即《金匮要略》苓甘五味姜辛汤去细辛、杏仁。药三进而见效，复方加七味都气丸以标本同治。

6. 实中夹虚喘证——小青龙汤合雪梨膏

朱某，男，28 岁。1973 年 10 月 25 日初诊。

夙有喘哮，作则端坐，痰薄白，有闭窒感，苔微剥，以温平并养阴为治。

川桂枝 6 克，地龙 6 克，北沙参 9 克，五味子 6 克，麦冬 12 克，橘红 4.5 克，炙麻黄 4.5 克，姜夏 9 克，杏仁 9 克，旋覆花 9 克（包），川贝母 3 克（研吞）。5 剂。

11 月 7 日二诊：药后喘哮见平，痰亦少，苔微剥，纳尚欠展，原意进出。

川桂枝 6 克，姜夏 9 克，炙麻黄 4.5 克，代赭石 9 克，地龙 6 克，五味子 6 克，北沙参 9 克，麦冬 12 克，旋覆花 9 克（包），陈皮 4.5 克，川贝母 3 克（研吞）。另配雪梨膏 240 克。7 剂。

【按】本例哮喘用小青龙汤加减，但病人"苔微剥"，显示气阴不足，因此方中不用细辛，恐其辛燥劫肺，气阴更伤，这是医者防微杜渐的精神所到处。由此而加入沙参、麦冬、川贝之清养肺气；旋覆花、杏仁、橘红之肃肺化痰；又是对小青龙汤一加一减的适应部分。地龙平喘有显效，有扩张支气管的作用。复诊方加赭石合旋覆花以肃降肺气，雪梨膏以清润肺气，更能善于考虑到体虚病实的支气管哮喘患者。

血证论治

一、血证简意

凡血不循常道，上溢于口鼻诸窍，下出于二阴，或渗出于肌肤的疾病，统称"血证"。血禀水谷之精华，出于中焦，以调和五脏，洒陈六腑。血生化于脾，宣布于肺，统于心，藏于肝，化精于肾，灌输百脉。其清而纯者，为守脏之血，清中之浊者，为腑络之血。清中之清者，为营经之血。皆有气以护之，膜以隔之，络以通之。故而于正常情况下，不致上溢或下脱。一有偏伤，或怒、劳迫而上升，或阴阳虚而失守，则为吐、为衄、为呕、为咯、为咳血、为唾血。即《灵枢》所谓"阳络伤则血外溢也"。或阴虚阳搏，或阳衰，或阴脱，或湿热下陷，则为崩中，为漏下，为溺血，为肠风、血痢等。即《灵枢》所谓"阴络伤则血内溢也"。

《金匮要略》于血证的论述，见于"惊悸吐衄下血胸满瘀血""妇人妊娠""妇人产后病""妇人杂病"等篇。内容及于吐血、衄血、下血、瘀血等。它论血证的病因病机诊治方法。它对血病的一般诊断，认为：病人无寒热，面无血色，多因少血所致。如脉弦，为阴分不清，为衄血。脉浮弱为阴脉不充，是下血病。如兼见心烦咳嗽，是血从上溢为吐血。并指出吐血死证是：吐血，咳嗽气上逆，脉数发热不得卧，是为有阳无阴，故是死证。对吐血不止，如属气虚夹寒者，则用柏叶汤以行阳通隧，引血归经。治吐衄以泻心汤之三黄清热泻火。对下血，创远血、近血之说，远血用黄土汤，近血用赤豆当归散。对妇人漏下用胶艾汤。又指出：热在下焦为尿血；淋病患者不可发汗，发汗必便血等。这些都是具有指导性的论述。

《诸见血证》认为：人之禀赋既偏，则水谷多从偏胜之气化，而胜者愈胜，弱者愈弱，阳盛则阴衰，阴衰则火旺，火旺则血随之而上溢；阴胜则阳微，阳微则火衰，火衰则血失其统而下脱。

《血证论》则于气血之形成、作用，血证的病机分析甚详。区分气逆与气盛，升降失调；元气不摄，气脱、气滞及各脏腑对血证之影响。于血证之治疗，从原则到具体方法，叙述详细。

二、治血要领

治血大要，诸家论述颇多，何老认为探讨治血之关键是：

（1）治血证首须辨患者本身之气血盛衰。即辨其阴、阳、寒、热、虚、实，并辨各脏腑功能，其失常者则引起出血。须辨各脏腑之血证是以见血为主症，而血之颜色关系证候之新、久、虚、实。如阳证血色多鲜红，阴证血色多紫黯，均应分析清楚。

（2）治血之法，宜参照以寒治热，以热治寒，调气和血之法则。而在具体掌握运用上，当灵活而不偏执。就调气和血而论，和法是治血证一大良法。无论用补用泻，均须使气血调和，恢复其正常机能。所谓调气者，气逆则降逆，气下逆降则血亦得治。气实则泻实，泻实则火不下炎，血亦清矣。此法则于吐血、咯血、咳血尤为适用。若气虚不能统摄之血证，则以补气为主，可以补虚，可以升陷。这于下窍出血，尤为适宜。

（3）治血之法，既宜参各家之长，又不偏执一家之言。如明·缪希雍《治吐血三要诀》说："宜行血，不宜止血"；"宜补肝，不宜伐肝"；"宜降气，不宜降火"。自属经验之谈。此说常为医家论血证所引证。但亦不可拘执其说。行血、止血、降气、降火等均当视证情而具体处理。

清·唐宗海治血之"止血、消瘀、宁血、补血"四大法，亦久为医者治血所宗，亦属有益之经验措施。而四大法亦各有寓蕴，并不机械分段。一般血证有虚、实、寒、热、阴、阳等区分，当视辨证而定治疗步骤。一般血证，血止以后，必然尚有其他见证，或咳，或热，或寒，或痛，或虚，或衰等各种。必须治其主要者，故不可偏执。

（4）《金匮要略·惊悸吐衄下血胸满瘀血》说："衄家不可汗，汗出必额上陷，脉紧急，直视不能眴，不得眠"。血汗同源，汗泄而血更虚，血少不煦濡面额上陷，目系血不养而脉拘急，直视而不眠。可见凡血证或失血之人，治后血止，尚须注意禁用耗阴动血之品，以防复作或变证。

三、治血方药

大体言之：凡治血证，开始自当先辨阴阳。阳证吐衄，血色鲜红；阴证血色紫黯如猪肝色。阳证脉洪滑、口渴、面红、喘烦、尿赤，多为火载血升，宜清降凉剂；阴证脉虚数，口干颊赤，烦躁足冷，多为真阴失守，无根之火上炎，宜引火归元，切忌寒凉降火。

清·林珮琴曰：治血证及前后调理，须按三经用药，宜归脾汤。盖心主血，肝藏血，脾统血。此方则三经主治，总使血归于脾。而有郁怒伤肝、思虑伤脾之血证尤为相宜。若是火旺血证，可增黑山栀、丹皮。火衰血证则加桂心。若先天根本所致，则再增八味地黄丸，则治得其要。此以归脾为血证基本方，其论颇有巨识，为血证治法之要言。对一般较缓之血证，何任教授认为疗效明显。虽然治血证有基本的可取之法，但总得视血证之性质、缓急、轻重、上下分别治之。如急证大出血，面色苍白，心将衰，神将竭的情况下，用人参是必要的。何任教授于急证崩中重用黄芪，功在益气升固。参芪虽非直接敛止之品，用为补气，以达到"气举血止"之功。此是用补法止血，虽为医生皆知之常法，但其治效价值，不可忽视。

对由于积热积瘀出血，常以攻法止血。如上消化道出血用三黄汤，已为中西医治血证中常用之品。何任教授则用生大黄以解热毒，破瘀滞，单用或配合他药用治胃出血，急性出血性坏死性肠炎等甚有效验。然则大黄究属悍厉之品，若见元气不足，胃寒血虚，病在气分之血证，终不宜用，不可不辨。何任教授治急证出血，除用参芪之补，用大黄之攻而外，亦常采清和之品淡竹茹。陈修园谓：出血证用新刮青竹茹一捻，随宜佐以寒、热、补、泻之品一服即效。按：竹茹为和胃止呕、清热化痰之药，何老试用于吐、衄、咯、下、崩漏，配入各方中，颇具卓效，且无副作用而价廉易得。

何任教授治外伤出血及劳瘵咯血，于相应方中必加平地木，于治崩漏出血则必加蒲黄。《本草》多谓蒲黄生用性滑，主行血消瘀，炒黑性涩，止血。然则何任教授于临诊中体验生蒲黄止血作用确凿，不亚于黑蒲黄。遇妇科崩漏明显属气虚下陷者，则何任教授常以参、芪、术、草、升麻等举之，并不参用他药以止血水。

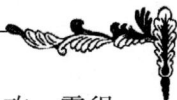

总之，药不执方，相宜而用。温、凉、补、攻，需得当耳。

四、咳血治验

咳血乃血由咳经气道而出。或纯血鲜红，间夹泡沫；或痰中带血，多见于支气管扩张、肺结核、肺癌等病证中，为临床常见难治病证之一。论及咳血，元·朱丹溪先确立其病名，"咳血者，嗽出痰内有血者是"。葛可久制十灰散、花蕊石散，后世多遵循应用。明·缪希雍提出"宜行血，不宜止血；宜补肝，不宜伐肝，宜降气，不宜降火"之吐血三要诀，对咳血的证治也颇有影响。清代唐宗海《血证论》将咳血列实咳、虚咳、痰咳、气咳、骨蒸咳、痨虫咳等六大类，进而又分为若干证型述其证治。其论旁征博引、条分缕析，于临床有一定的指导价值。何任教授以降逆镇咳之品组成的经验方治疗咳血，疗效显著。

1. 方剂组成、剂量

玄参 12 克，麦门冬 15 克，旋覆花（包）12 克，代赭石 12 克，仙鹤草 30 克，炙百部 20 克，浮海石 12 克，蛤粉炒阿胶 12 克，茜根炭 12 克。

2. 加减法

（1）若咳血较多可加藕节、白茅根。

（2）若肺阴虚明显者，可加西洋参、生地黄、鲜石斛。

（3）病程日久，肺胃阴虚可加七味都气丸。

（4）胸闷痰多者，可加浙贝母、瓜蒌皮、杏仁、桑白皮。

（5）内热较盛者，可加黄芩、知母、丹皮。

（6）痰中脓血相兼者，可加鱼腥草、薏米仁。

（7）鼻咽癌、肺癌患者，可加七叶一枝花、蒲公英。

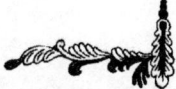

（8）肺结核低热、盗汗者，可加野百合、糯稻根。

3. 适应证

本方适用于现代医学的支气管扩张、肺结核、肺癌等病证出现的属于肺阴不足、内热偏盛型的咳血、咯血。症见干咳少痰、胸闷、咳血多由咳甚引发，或纯血鲜红，或痰中带血，或反复咳血。舌质红少苔或苔薄黄、脉细数或滑数。

4. 方解

本方适用于肺阴亏虚、内热偏盛之咳血，方中玄参、麦冬、阿胶润肺清热，待阴液充足，虚火得制，咳血自止。用蛤粉炒阿胶者，乃取化痰止咳止血之用。仙鹤草苦凉，为收敛止血之佳品，可用于各种出血。《本草纲目拾遗》谓："消宿食，散中满，下气，疗吐血各病。"咳血由咳逆而出，故顺气降逆，化痰止咳，乃是治咳血的重要环节。方中旋覆花消痰降气；代赭石善镇逆气，兼能止血；百部化痰止咳。尤其值得一提的是浮海石一味。《本草备要》谓："入肺清其上源，止渴止嗽，通淋软坚，除上焦痰热，消瘿瘤结核。"四药合用化痰降逆止咳，能防止咳逆引动咳血。全方9味，合而用之，有润肺清热，消痰降逆，凉血止血之功，既针对病本以润肺清热，又面对病标以降逆止血，标本兼治，对肺阴亏虚、内热偏盛之咳血，方药与证候，丝丝入扣。

5. 应用要点与临床效应

（1）咳血一般以内热炽盛，逼血妄行为多，葛可久氏有"血热则行，血冷则凝，见黑则止"之说。因而治疗咳血一般应从清热凉血着手论治。本方主要适用于肺阴亏虚，内热偏盛之咳血。若属风寒袭肺者，可用金沸草加减；风热犯肺可用银翘散合苇茎汤；肝火犯肺可用泻白散合黛蛤散；气不摄血可用拯阳理劳汤加减。

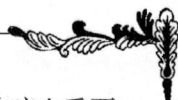

（2）咳血乃血随气逆，故降逆化痰止咳乃为治咳血重要一着，并且注意慎用升举之品。再者，肺为娇脏喜润恶燥，咳血之时，切不可滥投温燥，半夏、桂枝也当慎用，并可适当加瓜蒌皮、橘络等润肺宁络之品。

（3）服用本方期间，一般应尽量避免服辛辣炙煿及生痰动火之品，如生姜、大蒜、辣椒、桂圆等。吸烟及饮酒均不利于咳血治疗，应当戒除。

（4）临床上若辨证精确，本方一般服用 3 剂后即能见到明显的疗效。

6. 验案 2 则

案一：马某，男，30 岁。1992 年 1 月 5 日初诊。

肺结核，经常咳嗽咳痰，痰中带血，久而不已。

旋覆花（包）9 克，代赭石 9 克，白茅根 12 克，浮海石 12 克，浙贝母 9 克，藕节 12 克，茜根炭 6 克，仙鹤草 12 克，蛤粉炒阿胶 9 克，丹皮 4.5 克，生谷芽 15 克。5 剂。

【按】本例为肺结核咳血，肺阴久虚，痰热郁阻，肺失清肃，损伤肺络所致。处方在养阴凉血止血的同时，兼用旋覆花、代赭石降逆，使气平血和，痰血即止。药后患者来信，谓久治不愈的痰中带血，"第一次见净痰"。从病人喜悦的心情来看，足见疗效之满意。

案二：王某，女，67 岁。1991 年 5 月 27 日初诊。

去年因突然吐血不止而到医院诊治，被区人民医院和省医院确诊为肺癌，建议手术治疗。患者不愿意手术治疗和化学疗法，求治于中医。近一年来阵阵咳嗽，咳血，伴下肢膝关节肿痛，口唇色红，舌苔厚腻，舌色略暗，脉滑数。病久正虚，拟扶正祛邪为治：

冬瓜仁皮各 30 克，北沙参 15 克，藕节 12 克，七叶一

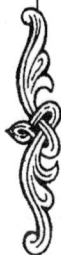

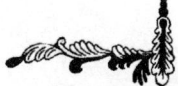

枝花 18 克，旋覆花（包）12 克，代赭石 12 克，浮海石 12 克，仙鹤草 30 克，炙百部 20 克，茜根炭 12 克，蒲公英 20 克，蛤粉炒阿胶 20 克。7 剂。

复诊：6 月 17 日。服上方 3 剂后，咳血明显减少，仅见痰中带血，下肢关节仍有肿痛。血沉 60mm/h，舌苔薄腻，脉滑数。治宗原旨出入。上方去茜根炭，加银花 9 克，大青叶 9 克，白茅根 30 克。7 剂。

【按】该例系肺癌之咳血。由于病人不愿接受手术和化疗，求治于中医。服上方 3 剂后，咳血明显减少，仅见痰中带血。此后一直以该方为基础，加减出入，病情稳定，痰中带血也仅偶然出现而已。究其原因，与所用治疗原则之对证，选择药物之精确，不无关系。方中冬瓜仁皮、七叶一枝花、银花、大青叶，及针对肺中痰热及下肢湿热而设。临证之时，病人体质不一，证情有异，所用方药也应有所变化，切不可胶柱鼓瑟，一成不变。这也是运用该方值得注意的地方。

痛证论治

一、痛证当辨病因与病位

痛证是临床最常见病之一。习惯上对痛证多从痛之部位分述，如头痛、胸痛、脘痛、腹痛、骨痛等，再各以八纲辨证。前人有"气伤痛"之说，若气血不通则症见为痛。

考之诸家所论，痛有因寒、因热、因风、因湿、因滞、因血、因气、因火、因虫、因虚之分。何老以为大约痛属于寒、热、湿、滞、血者，一般见证多有固定，少有移动，即古人所谓"守而不走"。而痛属于风、气、虫者，一般见证虽亦有固定痛处，但多见痛处移换，即所谓"走而不守"。但其中因火热所致之痛，以部位有异，既有"守而不走"者，亦有"走而不守"者。

《素问·举痛论》专文论痛，言之较详："经脉流行不止，环周不休，寒气入经而稽迟，泣而不行，客于脉外则血少，客于脉中则气不通，故卒然而痛。常曰：其痛或卒然而止者，或痛甚不休者，或痛甚不可按者，或按之而痛止者，或按之无益者，或喘动应乎者，或心与背相引而痛者，或胁肋与少腹相引而痛者，或腹痛引阴股者，或痛宿昔而成积者，或卒然痛死不知人有少间复生者，或痛而呕者，或腹痛而后泄者，或痛而闭不通者；凡此诸痛，各不同形……"在这段文字下面，又阐述了各种形态痛的病理病机和五脏六腑痛的诊断法等。就当时而论，对病证的认识是相当细微完备的。其特殊的一点是，"举痛论"所说痛的病因，主要是"寒气"，而其分析的各种痛的病机，则由"寒气"客在何处而痛的症状不同，而病理变化亦不同。可以推想，这篇专论的作者，若非观察过大量痛证病人并加以认真分析，是判断不出如此精细的。当然，虽说的多为"寒气"这一病因，但从各段叙述里也体现出痛证从初由"寒气"而形成了各证各自的八纲变化。所以谈到"寒气客于"时不必拘泥于所讲的都是因于寒而致的痛。可惜的是当时作者没有提出治疗各种痛证的方法。

当然，在临床实践中痛证还是不能离开痛的部位而辨证的，何况痛证常常是与其他症状同时存在着。比如头痛，有的头痛与外感风寒鼻塞、身热、咳嗽等同时出现；有些头痛是某些传染病的一种症状；有些头痛是与肠胃疾患相关联；等等，就不能就痛论痛了。其他如胸痛、脘痛、腹痛、骨痛等也是如此。但就痛为症的病人来说，则就以治痛为主了。

二、痛证论治方药举例

何任教授于临床之治痛证，常常不光是治痛，同时重视治致病的原因，举例如下。

例一：因于外感风邪，头痛见于两侧太阳穴或额颞，并形寒、身热、鼻塞、声重、苔白、脉浮者，多以连翘、银花、桑叶、菊花、白芷、荆芥、川芎、甘草、防风、薄荷之类，以疏风止痛。此方系《和剂局方》川芎茶调散加味。外感风邪见头痛者，所谓"伤于风者，上先受之"也。

例二：因于寒凝气滞之胃脘痛，喜温食，苔白便溏者，多为寒凝气滞，责在肝胃，寒气凝阻不通所致。常用高良姜、制香附为主，视其见证，若肝气郁滞而化火，痛连胁肋，时作时止，并见烦躁，喜进凉物，脉弦数，苔黄舌红者，则配合延胡、川楝子等以疏肝泄热，行气止痛。宜用良附丸合金铃子散。辨证得当，多能获效。

例三：因于血瘀所致胸腹疼痛，常见肝经血瘀，则胸胁作痛，或瘀血停滞之妇女月经痛，少腹拒按，经行不畅，疼痛不已。常以蒲黄、五灵脂、当归、赤芍、白芍、川芎、丹参、桃仁、红花等以活血祛瘀，或加乳香、没药、延胡、川楝子，多获显效。此合《局方》失笑散、桃红四物汤、金铃子散而成。原失笑散为治产后心腹痛者。故产后血瘀之腹痛亦用之多效。

例四：因于诸郁之疼痛。朱丹溪谓："气血冲和，万病不生；一有怫郁，诸病生焉。"故七情六欲所致病痛，常见胸腹闷痛，如结如痞，或见吞酸呕吐，饮食不消，苔黄腻，脉弦者。常以川芎、苍术、栀子、神曲、制香附即越鞠丸作汤剂。视症情加郁金、八月札、川朴、延胡、佛手片之类，见效甚捷。

例五：由于血虚受寒，血脉凝滞，运行不畅，四肢失于温养而常寒，虚寒使脉络不畅。常形成腰、股、腿、足之疼痛，苔白脉弦而虚者，用当归、白芍、细辛、炙甘草、大枣、延胡、淡附子、党参、生姜等。肢体虚受寒邪，首当温经散寒、养血通脉。经得温，脉得通，则疼痛自止。此仿仲景当归四逆汤意而加味，为何老常用之效方也。

例六：因于痹证，经久不愈，气血不畅，瘀血滞阻，周身酸痛，及于颈、肩、脊、腰、臀、腿等处，痛处不移。以羌活、独活、秦艽、川芎、桃仁、红花、生甘草、当归、没药、牛膝、五灵脂、豨莶草等。痹证为风、寒、湿三气杂至合之成痹，久不愈乃使瘀阻。故取王清任身痛逐瘀汤方加味。服用剂数宜略多，时间亦宜略长，则取效可巩固。

例七：因于冲任虚寒，瘀血阻滞，崩漏下血，少腹冷痛，宜温经散寒，祛瘀止血。用当归、川芎、白芍、党参、桂枝、阿胶珠、丹皮、吴茱萸、延胡、姜半夏、炙甘草、制香附，颇能收效。此《金匮要略》温经汤加减。除可用治虚寒瘀阻腹痛外，对冲任不足之崩漏亦常收补益调血脉之功。盖仲景谓："……瘀血在少腹不去"，温经汤功之在于祛少腹之瘀血也。

从以上7例可以看出临床用治痛证之大概。中药专门止痛之品，虽有而不多，故治痛证多在观测所以致痛之原因。针对原因，则虽投以非专门解痛药品，仍能收桴鼓之效。如风痛之用羌活、防风、蕲蛇，寒痛之用小茴香、肉桂、附子；湿痛之用苍术、薏苡、泽泻；热痛之用栀子、知母、黄芩、大黄；气痛之用枳壳、槟榔、川朴、香附、木香；血痛之用桃仁、红花、乳香、芍药；郁滞痛之用神曲、鸡金、谷芽；虫痛之用川楝、乌梅；虚痛之用党参、黄芪、当归、白术、地黄、肉桂、附子。

目前临症时常见癌症疼痛及无名肿块之疼痛（指未确诊之前之性质未明之肿块），均可采用中医药作探索治疗，或谓某些虫类药可治疼痛，用之恰当，自应见效。何任教授曾治一病脾脏肿大者，时作左胁脘部隐隐作痛，投以《金匮要略》鳖甲煎丸，居然疼痛消失。

三、头痛证治

1. 头痛当辨外感与内伤

头痛是中医的疾病名称，也是一种症状。早在《素问·平人气象论》等篇就有记述，凡前额、两太阳穴、两颊部、后枕、巅顶各部之疼痛统称头痛。

头为诸阳之会，清阳之府，五脏精华之血，六腑清阳之气，皆上注于头，平人则气血充盈，阴阳升降，外无非时之气，焉有头痛。若六淫之邪外袭，循经上干或直犯清空；或痰浊、瘀血痹阻，使经脉壅阻；或气虚清阳不升，血虚经脉失养；或肾阴不足，肝阳偏亢等均可致头痛。其因虽多，要之总不离外感、内伤两类。

临证时凡内、外、精神、神经、五官等各科病症，均可能见头痛。就内科而言，外感时病，感染发热疾病，高血压，颅内疾病，神经官能症，偏头痛等以头痛为主症者，均常见之。

何老辨头痛，大致先区分外感抑或内伤头痛，一般外感，属时病、热病（某些传染病）之头痛必伴有一系列各种时病之其他症状，如畏寒身热，头痛因病而新作等。且外感头痛尚有风、寒、湿、暑、热之不同。内伤头痛则其痛时发，或轻或重，并有虚、实之辨，如血虚、气虚、肝虚、肾虚等虚，有痰浊、瘀血等之实，且各有其相应见症。

何老诊断头痛，重视切脉。脉候之辨，甚有助于辨证。头痛一般多见浮脉。因于风者，常见浮弦；因于热者，常见浮洪；因于痰者，常见浮滑，若头痛见短涩之脉，常为内伤虚证，多顽固难愈。

2. 头痛之治——推崇《此事难知》

头痛之治，何任教授认为《此事难知·诸经头痛》之说，虽嫌笼统，但颇可作临诊用方药之参考。所谓："阳明头痛，自汗发热，白芷；少阳头痛，脉弦，往来寒热，柴胡；太阳头痛，恶风，恶寒，川芎；太阳头痛痰实，体重，腹痛，半夏；少阴头痛于三阴三阳经不流行，而足寒逆，为寒厥头痛，细辛；厥阴头痛项痛，脉微浮缓，欲入太阳，其疾痊矣，然而亦当用川芎；气虚头痛黄芪；血虚头痛当归；诸气血俱虚头痛，黄芪、当归；伤寒头痛，无汗麻黄汤，有汗桂枝汤；太阳经，所发阳明头痛，白虎汤；少阳头痛，柴胡汤；太阳头痛，脉浮桂枝汤，脉沉理中汤；少阴头痛，脉沉，微热，麻黄附子细辛汤。"此项辨治，既合往旨，又朴实无华。细玩味之，可以看出大致分证用药之原则、纲领。实胜过烦琐分型列方者。

3. 头痛医案 3 则

（1）外感风寒头痛

陈某，男，43 岁，1978 年 4 月 14 日初诊。

感受风邪，头痛不已牵及目眶，右侧为甚，身热声浊，脉浮弦而洪，苔微黄，治宜疏风清热，平肝镯痛。

处方：桑叶9克，菊花9克，黄芩9克，薄荷6克，连翘12克，夏枯草9克，白芷9克，藁本6克。4剂。

服药后，身热除，头痛亦愈。

【按】此为外感头痛之属风热者，故以祛风散热解痛为主。桑、菊、薄荷散上焦之风热，以利头目；黄芩除中上焦之火邪；连翘解热清气分，夏枯草散结热，白芷通窍发散，藁本上达巅顶。何任教授常用此方治偏正头痛之属内热者，甚为应手。

（2）厥阴头痛

秦某，女，38岁，1981年2月18日初诊。

食后干呕，口干，心下痞满，脘腹痛。头痛甚剧，及于巅顶，作则四肢凉，面微赤。舌质淡苔白滑，脉细。治宜温中益虚，降逆止痛。

处方：吴茱萸9克，党参9克，川芎15克，藁本9克，女贞子9克，白芷9克，石楠叶12克，生姜9克，大枣9克。3剂。

服药后头痛减其大半，干呕痞满亦解。再服3剂痊愈。

【按】此例出现脘有虚寒、心下痞满之象，而肢凉、面赤、口干，有寒热错杂之状。而脏腑谷气上犯至巅，痹于厥阴而痛不止。乃以《伤寒论》吴茱萸汤为主，配以何任教授自拟之芎芷贞石汤（川芎、白芷、女贞子、石楠叶）加藁本。故得效尚捷。

（3）血虚头痛

唐某，女，38岁，1979年11月4日初诊。

夙患崩漏，近又产中出血过多，面色萎黄，神倦乏力，头痛颇甚，目眩时作，视力减退，大便干燥，时有微热。舌淡脉虚。宜补气养血并润益之。处方：黄芪20克，酒炒当归9克，川芎12克，女贞子15克，白芷9克，炒谷芽15克，桑麻丸12克（分2次吞服）。7剂。

服后头痛微热见轻，大便较润。又续服半个月，头痛目眩痊愈，乏倦好转。

【按】本例为素有崩漏又产时大出血。所见症状均是气虚血少，肝肾不足，脏腑虚燥。血脱者，益其气，气能生血。故以当归补血汤为主，加芎芷贞石汤中3味以解痛，并以桑麻丸补益肝肾，清头目，润脏腑。

何任教授治头痛之芎芷贞石汤，有解表、祛风、止痛、行气、活血、滋阴、养肝强筋之功用，于外感、内伤各种头痛，辨证施治中适当加减配合，颇见效用（此汤4味药均用常用量，其中川芎在9～18克之间，视情而斟酌之）。

四、胃脘痛证治

胃脘痛是临床极为常见的病证，凡急慢性胃炎、胃及十二指肠溃疡等病均可见到，患者不胜其苦。何任教授对胃脘疼痛属肝胃阴虚型，予以一贯煎化裁治疗；对于瘀血内阻型则用失笑散合桃红四物汤加减治疗。此处特别要强调的是何任教授对湿热壅阻所致的胃脘痛和肝胃气滞血瘀所致的胃脘痛有其独特的认识。

1. 湿热壅阻胃脘胀痛证治

何任教授认为：《伤寒论·辨太阳病脉证并治》条文中"心下痞"之病证，乃指胃脘部满闷，按之柔软而不痛的症状，多由伤寒表邪未解，误用下法，以致邪气相结，寒热错杂。故仲景有泻心汤之设，但临床所见此证甚多，并不多由表邪误下所致，即所谓内伤杂病之心下痞也。其证有因忧郁气结而致胁下痞满，亦常见兼见脘腹疼痛不思饮食；亦有由饮食不当，暴饮暴食久之而成痞；亦有由于其他疾病治疗影响胃纳不展而渐成痞者。有资料表明，目前所见浅表性胃炎、胃窦炎、上消化道出血、急性肠炎、贲门痉挛、十二指肠壅积症、幽门梗阻、妊娠恶阻、贲门癌、胃脘痛等多种疾病出现脘部胀痛、疼痛，出现心下痞者，常可以泻心汤类方加减治疗。

何任教授根据仲景治心下痞用半夏泻心汤，自制舒胃饮以治心下痞兼脘痛者。

（1）处方：白芍9～15克，炙甘草、姜半夏、黄芩、川厚朴各9克，干姜4～6克，黄连3克，蒲公英15～30克。

（2）功效：和胃降逆，开结散痞，缓急止痛。

（3）适应症：胃脘不舒，满闷饱胀，时作疼痛，大便较烂，嘈杂嗳气，呕泛吐酸。凡胃失和降，心下痞满，及慢性胃炎，消化不良等所致之脘腹胀满作痛。

（4）加减法：中虚者酌加太子参或党参；大便较干结者减黄连，或酌加火麻仁。

本方乃从半夏泻心汤合芍药甘草汤两方加减化裁而成。芍药甘草汤以芍药为君，养营和血，缓急止痛；甘草补中缓急，为佐使，两者合用，酸甘化阴，共奏养血柔肝、缓急止痛之功。故谓："……若厥愈足温者，更作芍药甘草汤与之，其脚即伸。"可见芍药甘草汤解痉挛而止痛。合而用之，亦取其缓急解痉也。加厚朴苦辛而温，以其燥湿散满以运脾，行气导滞而除胀。何任教授用本方治心下痞之证，对某些胃痉挛、反流性胃炎、慢性胃炎、十二指肠球部溃疡及某些由胆囊炎症所致的胃部疼痛痞满亦颇有治效。现举医案

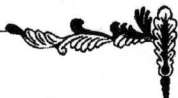

如下。

（5）验案

陈某，女，47 岁，职员，1992 年 4 月 27 日初诊。

胃脘部隐痛，已历二年余。近旬以气恼及饮食不当，胃脘不舒、闷滞，日见加重，不思饮食，噫嗳不爽，时时肠鸣曾泛酸呕吐，大便较烂，色较深黯，舌淡、苔微黄。某医院诊断为萎缩性胃炎、十二指肠球部溃疡。此为胃中寒热不调，阴阳升降失常，治宜调寒热，正升降，和阴阳。处方：白芍 12 克，炙甘草、姜半夏、黄芩、川厚朴各 9 克，干姜 6 克，黄连 3 克，蒲公英 15 克。4 剂。

1992 年 5 月 2 日复诊：上药服后，胃部舒如，呕泛已愈，饮食增加。续以原方再进而愈。

【按】本方治心下痞，兼胃痛甚者。何任教授认为，白芍可用至 15 克，不兼疼痛者，用量可减少。

治疗"心下痞"也可以用其他方药，如理气蠲痛、清心养胃等，总在经过辨证，视证情而定。

2. 肝胃气滞血瘀型胃脘痛证治

（1）证候与处方

丹溪曰："气血冲和，万病不生，一有怫郁，诸病生焉。"引起脘腹痛的原因有多种，但其最基本的病理是气血郁滞，而造成气血郁滞则须责之于肝。《素问·至真要大论》有"木郁之发，民病胃脘当心而痛"。《沈氏尊生书》强调胃脘痛"惟肝气相乘为尤甚，以木性暴，且正克也"。故肝胃气郁则脘痛，肝脾气滞则腹痛，并且均可连及胁肋，以其部位为肝经所布也。何任教授紧紧抓住了肝胃（脾）气郁这一关键问题。以金铃子散、芍药甘草汤为主，加佛手片、沉香曲等药，又拟了治疗肝胃气滞血瘀型胃脘疼痛的处方，用治

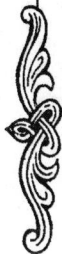

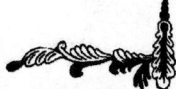

急慢性胃炎、胃十二指肠溃疡、胃神经官能症、慢性肠炎、慢性胆囊炎胆石症、慢性胰腺炎、内脏植物神经功能紊乱等病引起的脘腹疼痛或连及胁肋，属肝脾（胃）气血不调者，取得了较好的疗效。

（2）验案举例

①十二指肠球部溃疡：

何某，男，成人，1984年5月18日初诊。胃病多年，脘痛常在中饭前及午夜出现，夜间常因胃痛而醒，食欲不振，时泛酸水，近日胃痛又作，医院钡餐检查谓有十二指肠球部溃疡。舌苔薄腻，脉弦。

处方：丹参、沉香曲、川楝子、延胡索、炙甘草各9克，蒲公英、煅瓦楞子各12克，玫瑰花4.5克，越鞠丸（包）15克。7剂后胃痛缓解，上方去煅瓦楞子、越鞠丸，加海螵蛸、炒白芍、九香虫、炙刺猬皮以善后。

②胆囊炎：

印某，男，41岁，1972年8月12日初诊。胆囊炎已10余年，发作时右胁剧痛并向右肩背放射，恶心呕吐，口苦，纳呆，大便艰。舌苔厚腻，脉弦滑。

处方：郁金、川楝子、炙甘草、延胡索、炒白芍各9克，柴胡4.5克，郁李仁、沉香曲各12克，绵茵陈24克，砂仁、白蔻仁各2.4克。7剂后3个月来胆囊区未见作痛，自感证情稳定，上方去郁李仁、砂蔻仁、炙甘草，加蒲公英、佛手花、煅瓦楞子以资巩固。

③慢性结肠炎：

叶某，女，35岁，1963年12月4日初诊。腹部胀痛多年，以脐周为甚，痛则作泻，泻下稀溏不畅，夹有黏膜，平素多肠鸣矢气，某医院诊为慢性结肠炎。舌苔薄腻，脉涩。

处方：炒白芍、延胡索、沉香曲、川楝子各9克，蒲公英30克，川连1.5克。7剂后痛泻未作，唯有肠鸣，上方去川连，续服以善后。

【按】何任教授治肝胃气滞血瘀型胃脘疼痛的自拟方中除首选"心痛欲死"的速觅药——延胡索外，并辅以降气行气止痛的沉香曲。"肝苦急，急食甘以缓之"，故在方中佐入芍药、甘草酸甘化阴，缓急止痛。与理气之品相伍，既疏肝气，又缓肝急，一散一收，相反相成，切中调肝要旨，故取效甚捷。

从临床上看，许多脘腹痛都是寒热错杂的。该方中既有性偏寒凉的川楝子、蒲公英，又有属于温性的沉香曲，寒温并用而专理气血，因此适应症较为广泛。蒲公英传统认为是清热解毒之品，何任教授以为蒲公英味甘性寒，除用于乳痈及疮疡之外，对于胃病也是一味难得的佳药。因而凡是脘痛属于热者，每加大剂量应用，常常能获得良好的效果。

五、腹痛证治

1. 腹痛证治重脉症相参

腹痛是症状。人们习惯上所称的腹痛是指人体前面、肋骨以下，前阴以上软处的疼痛。腹痛一证，包括病症甚多，按现代医学说，如见急性腹痛症状者，常有消化道溃疡、急性胰腺炎、胆石症、胆囊炎、肝脓疡、胃炎、胃肠痉挛、蛔虫、阑尾炎、机械性肠梗阻、肾或输尿管结石、伤寒病肠穿孔等，妇科则尚有宫外孕破裂、卵巢囊肿扭转、痛经、盆腔疾患等，至于慢性腹痛则尚有多种疾病。

何任教授认为，腹痛之证，就中医理论言之，有多种辩证之方法。一是从经络言，人身背为阳，腹为阴。腹痛在中脘属太阴；在小腹左右，属厥阴；在脐腹正中属少阴、冲任。二是就性质言，腹部猝痛（急性腹痛）笼统言之，应区别热痛、寒痛、寒热交杂痛、血虚痛等。三是就新久、虚实言，暴痛非热，久痛非寒。虚痛喜按，实痛拒按。虽非绝对可据，只便大体区分。尚有就气血、脏腑而分者。临诊则以上述各说对照合参。主要以其证象与脉候结合。何任教授在临床上体会到，凡腹痛通常多见弦脉。弦脉夹见细小，大多见于猝痛。而见沉伏脉者，则腹痛多夹气滞。诚然，辨别腹痛，主要还应结合证情，及面色、舌色、唇色等细辨，然后投治，方可适应。

2. 腹痛医案 3 则

案一：陈某，男，17 岁，1972 年 8 月 12 日初诊。

脐腹部疼痛如绞，阵作已数日，痛甚，拒按，恶心，呕吐不出，痛止能进饮食，汗多，口干，气促，大便 5 日未下，舌红，脉弦细。治予滋阴增液，方用：北沙参 30 克，玄参 15 克，生地 30 克，麦冬 15 克，天花粉 15 克。2 剂。

另：真芝麻油 90 克，缓缓咽服（先服麻油，再进煎药）。

上方服 1 剂而大便通下，腹痛解，诸症均减，再 1 剂而痊愈，未再复发。

【按】本病人当地曾检诊，初给解痉挛药，无效。乃诊断为肠梗阻，用抗生素及通便剂亦未效，而来何老处就诊。何老视此病人主症为腹痛，大便秘结。发于夏月盛暑之时，则多属肺气虚燥之故。暑燥既泄肺气，汗多又伤津液。气促，舌红，肺气不足以下降，津液不足以润肠。此肺移燥于大肠，与东垣所谓"血中伏火"之通常便秘不同。故非一般硝、黄通下所宜，以沙参、麦冬、花粉、玄参、地黄以养肺增液。至于先服麻油者，乃考虑既是肠梗阻，以真净麻油呷饮缓解，润通其梗滞，果获捷效。

案二：刘某，女，45岁，1989年3月24日初诊。

腹痛已久，在左侧为甚，多次阵作，绞痛不已。有时作呕吐，面色不华，小便黄褐，苔白脉细弦。先予调达蠲解（某医院B超诊为肾结石，曾住院治疗，服中药排石汤，未好转），方用：当归12克，白芍15克，白术12克，茯苓15克，泽泻9克，川芎12克，延胡9克，金钱草18克，炙甘草9克。5剂。

本方服5剂后，腹痛未再作。又自服5剂以期巩固。是否有结石排出，无法了解清楚。

【按】此例妇女腹痛，并非妇科疾病。以腹绞痛为主症。《金匮要略》谓："妇人怀妊，腹中疞痛，当归芍药散主之。""妇人腹中诸疾痛，当归芍药散主之。"病人腹痛已久，前医单纯用排石汤，未能见效。且面色不华，宜从调益气血为主，用当归芍药散，取其补血、健脾、缓急、止痛。并适当加入蠲解排石之品，其症乃解。

案三：宋某，女，38岁，1984年5月18日初诊。

腹痛见于下腹耻骨部，时时牵及大腿侧，月经前后疼痛明显。日轻夜重，不能久立，带下频仍，黄白兼见，前阴胀坠牵及肛门，尿频作痛，舌色黯，舌下脉紫，脉涩，宜逐瘀解痛（某妇女保健院检诊为盆腔瘀血综合征）。方用：干姜9克，生蒲黄12克，五灵脂12克，当归12克，小茴香3克，延胡9克，没药3克，赤白芍各9克，川芎12克，官桂3克。7剂。

上方服7剂后，腹痛渐止，又续7剂，以后略予加减而至瘥解。

【按】某妇院西医诊为盆腔瘀血综合征,所谓盆腔瘀血综合征是以慢性盆腔疼痛为主,主要原于妇科疾病所致,如子宫脱垂、子宫内膜异位、慢性盆腔炎等。此外,还可由胃肠道、泌尿道、神经系统和骨科等疾患引起。盆腔瘀血综合征是一种引起妇女腹部疼痛之常见病。其机理为盆腔静脉慢性瘀血,主症为慢性疼痛,极度疲劳和神经衰弱。其轻而病史短者,较易治愈;重者则用冷冻、激光及手术等处理。根据脉症,用少腹逐瘀血汤者,以本汤为活血止痛、祛瘀温经之佳方。主治少腹瘀血。或有肿块而不痛,或有腹痛而无块,少腹胀满,经血多紫色成块,或1月二三行等瘀阻少腹、冲任失调等症。用之治血瘀少腹,寒凝冲任而见效。

六、其他痛证医案 6 则

1. 关节痛

杨某,女,22 岁,1971 年 12 月 1 日初诊。

心悸,关节疼痛,血沉、抗"O"均较高,月经推迟,脉沉细,苔薄黄质淡,以养血祛风湿。

羌独活各 6 克,当归 9 克,鸡血藤 12 克,桑寄生 9 克,秦艽 9 克,炒白芍 9 克,北细辛 1.8 克,牛膝 9 克,干地黄 9 克,丝瓜络 12 克,桂枝 4.5 克。4 剂。

12 月 13 日二诊:药后抗"O"降低至正常,唯关节仍有作痛,苔薄舌质淡,月经行则腹痛,以养血祛风湿为主。

羌独活各 6 克,当归 9 克,鸡血藤 12 克,桑寄生 9 克,白芍 9 克,干地黄 12 克,夜交藤 9 克,桂枝 4.5 克,北细辛 2.5 克,秦艽 9 克,元胡 9 克。4 剂。

【按】风湿痹痛,一般宜祛风利湿,养血和络为治。本例脉象沉细，经期延迟，病机属偏于寒者。处方以独活寄生汤加减，恰到好处。方中细辛有通阳宣痹、散寒镇痛作用，是治疗寒痹要药；加元胡因其经行腹痛，以活血利气。选方遣药，具有一定的针对性。

2. 胁痛（胆囊炎）

潘某，女，36 岁。1963 年 12 月 4 日初诊。

胆囊炎及胆结石症，现胆区时作针刺样痛，胃部胀痛，饮食不香，常泛酸，平时低热（37.4℃）。月经超前落后不定期，久坐则腰臀部麻木，脉软，苔光。先予温和中焦为治。

淡吴萸 1.5 克，川连 0.9 克，生麦芽 15 克，姜半夏 6 克，苡仁 12 克，陈皮 4.5 克，姜竹茹 9 克，小茴香 1.2 克，青橘叶 9 克，干苇茎 6 克，海螵蛸 9 克（煅杵）。4 剂。

1963 年 12 月 30 日复诊：上次进药 4 剂感觉舒畅，停药半月又觉胆区胃部有胀痛感，胃纳较好，夜寐梦多，指掌握拳时感胀。

炒枳实 6 克，青陈皮各 4.5 克，吴萸 1.5 克，干芦根 9 克，姜半夏 6 克，海螵蛸 12 克（煅），苡仁 12 克，姜竹茹 12 克，白芍 9 克，冬瓜子 1.2 克，白鸡冠花 9 克。5 剂。

【按】 本例慢性胆囊炎，就其主要症状推测，属于胆病犯胃，而不是肝病及脾，是腑病不是脏病。腑病照例以通为治，但"脉软、苔光"，虚象已见，既不得过于通利，又不得即进补益。治从和中立法，处方以左金丸合温胆汤加减，恰为适应。4 剂即见效，复方在有效的基础上续进，符合正本清源的治法。

3. 腰痛（肾着）

沈某，男，65 岁。1975 年 4 月 24 日初诊。

腰痛已久，初时间作，近则每日疼痛，两臀股冷及于脐腹，有下坠感，二便尚常，曾针灸半年多无效，此肾着也。宜暖土胜水，并温下焦。

炙甘草9克，干姜9克，茯苓12克，白术15克，川桂枝9克，鹿角霜6克，晚蚕砂（包煎）9克，小茴1.2克拌入炒当归9克。7剂。

5月2日复诊：4月24日方服7帖后，腰痛愈，脐腹冷亦减，饮食如常，苔薄，仍以温脾胜湿为治。

炙甘草9克，干姜6克，茯苓12克，白术15克，川桂枝6克，厚朴9克，广木香4.5克，鹿角霜6克，红枣3枚。7剂。

【按】腰为肾府，故腰痛一证，往往与肾脏相关。致病原因之一，如感受外邪、劳累过度、寒湿、湿热、外伤、瘀血、肾虚等，都可引起腰痛。本例腰痛时间已长，初则时作时止，近则天天疼痛，而且两臀发冷及于脐腹部位，有下坠感，对精神和工作带来很大影响。《金匮要略》云："肾着之病，其人身体重，腰中冷……小便自利，饮食如故，病属下焦，身劳汗出，衣里冷湿，久久得之，腰以下冷痛……甘草干姜茯苓白术汤主之。"陆渊雷云："肾在腰部，故腰以下之病证，古人漫称肾病，其实非肾脏病也。此因水气停积于腰部，故腰以下冷痛……身劳汗出三句，言其病因。然此病不必因衣里冷湿，但湿之伤人，下部为甚……"尤怡云："肾受冷湿，着而不去，则为肾着，其病不在肾之中脏，而在肾之外府，其治法不在温肾以散寒，而在燠土以胜水……"此证属寒湿腰痛，由寒湿阻滞经络，阳气受伤，不能温煦，故腰以下臀股及脐腹部发冷；寒湿为阴邪，其舌苔必白腻，阴雨天痛必加重。本例取姜甘苓术汤暖土胜水为主，加桂枝温和卫阳而利血脉，鹿角霜温补肾阳，晚蚕砂和脾除湿，小茴香拌炒当归活血理气，以通肝肾脉络。服药7剂后，痛瘥冷减，将原方去当归、小茴香、晚蚕砂，加木香以利气机，厚朴苦温燥湿健脾。此善用经方治杂病，如鼓应桴，可法可师。

4. 腰痛（急性肾盂肾炎）

郦某，女，33岁，1976年3月2日初诊。

急性肾盂肾炎（尿检有蛋白，红、白细胞，脓细胞），尿频急，腰酸痛，小腹胀满，脉数苔黄，宜清热通利。

生山栀12克，车前子9克，萹蓄9克，生甘草6克，川楝子9克，瞿麦9克，净滑石12克（包），木通4.5克，银花9克，生军4.5克，灯心1束。4剂。

3月7日二诊：曰方进4剂后，腰酸解，尿频尿急亦减，再以清热通利续之。

生山栀9克，白茅根9克，萹蓄6克，车前子9克，川楝子9克，滑石（包）12克，生甘草6克，木通4.5克，灯心1束。4剂。

【按】肾盂肾炎属于中医学中之"癃"、"淋"、"腰痛"之类。初起多由湿热蕴结，久则脾肾两虚，或由肾累及肝脾，总属肾虚为本，膀胱湿热为标。本病属急性而偏重于湿热，脉数苔黄，便是热证，用八正散清热通利。有小腹胀满，大便秘，故不去大黄，服药后症状改善，大便通顺，故去大黄，而加白茅根、川楝子清利中寓于疏肝，成方加减，灵活变通。

5. 疝痛

乔某，男，26岁。1975年4月1日初诊。

前列腺炎，排出物经检验有白细胞（+），左侧睾丸萎缩，鼠蹊及会阴部有中度隐痛，曾诊断为结核性睾丸炎，苔白满，纳一般，以清消并进。

忍冬花9克，黄柏9克，甘草梢9克，败酱草9克，当归6克，小茴香1.5克，荔枝核12克，橘核12克，王不留行子6克，延胡索6克，川楝子9克。5剂。

1975年4月7日复诊：赤芍9克，王不留行子9克，泽兰6克，丹参12克，大蓟根24克，金钱草15克，红花6克，茜草9克，败酱草15克，炙山甲4.5克，木通3克，苡仁12克，知柏地黄丸（包煎）30克。7剂。

1975年5月20日三诊：上月初方服7剂，经检排出物白细胞已甚少，会阴部隐痛已解，自行停药，未能继续耐心治疗，近又有腰楚溲浑。

银花9克，王不留行子9克，泽兰6克，大蓟根15克，红花6克，败酱草12克，金钱草12克，炙山甲4.5克，木通3克，川楝子9克，知柏地黄丸（包煎）30克。7剂。

四诊：时有腰酸楚，溲不浑浊，纳一般，苔白脉平，以益肾为治。

干地黄12克，泽泻6克，山萸肉6克，杞子12克，茯神12克，山药15克，丹皮6克，平地木15克，白芍9克，沉香曲9克，糯稻根12克。7剂。

汤药服完后，继服丸药。

知柏地黄丸500克（每日2次，每次9克）。

大补阴丸500克（每日2次，每次9克）。

【按】本例睾丸萎缩，腰酸，溲浑，鼠蹊及会阴部有中度隐痛，乃肾阴不足，湿热下注肝经，肝失疏泄，经脉气血运行受阻；舌苔满白，显属湿滞之象。故用疏肝理气，清热利湿，活血通络消坚的治法。方中橘核、荔枝核、小茴香散结理气，治疝气腹痛，为睾丸偏坠的常用药；延胡、川楝子有理气止痛之功；当归活血，配合理气药同用，能治气滞血瘀；败酱草活血行瘀、消痈解毒；王不留行子入血分，善于通行血脉；山甲走窜，活血通经络，散结软坚；木通、黄柏清湿热以利水；甘草、金钱草清化湿热，利水通淋；苡仁和脾化湿；红花、泽兰均有活血行瘀作用。一至三诊，都以上药出入互用，会阴隐痛已解，肝经气血有疏畅之机；第四诊溲不浑浊，唯有腰酸，湿浊渐清，而见肾虚本象，故以益肾为主，煎剂以六味地黄丸加味，继改用知柏地黄丸、大补阴丸的丸剂，缓以调养。初因湿浊壅滞肝经，导致气滞血瘀、经络之气流通不畅，用药着重于清消；至湿浊一清，隐痛解，小溲清，用药着重于滋肾，为先清后补之法。

6. 产后腹痛

胡某，女，成人，1971年2月2日初诊。

去年剖腹产，失血较多。纳少形寒，胁腹吊痛，心悸失眠，头眩目花，甚则耳鸣，泛恶，缺乳而带下，脉细弱，苔薄，宜补血温散。

当归9克，鸡血藤15克，白芍9克，补骨脂12克，小茴香1.2克，丹参9克，生姜30克，羊肉90克。10剂。

【按】本例去年剖腹产，失血过多，气血虚寒，八脉亏损。形寒怯冷者，气虚则卫外之阳不足也；胁腹吊痛者，血虚有寒，则收引拘急也；心悸失眠者，心血虚，神不内守也；头昏、目花、耳鸣者，精髓不足也；乳少者，气血虚，影响乳汁生化也；带下者，任脉虚，不能固摄也；苔薄、脉细弱，气血不足之征。《金匮要略》云："产后腹疼中痛，当归生姜羊肉汤主之，并治腹中寒疝，虚劳不足。"当归、羊肉味厚补产后之虚，生姜辛温以散腹中之寒，补骨脂温肾阳、益奇经，鸡血藤益血以舒经络，白芍养阴补肝，丹参养心安神，小茴香疏理滞气。患者将此方继续服用一冬季，体力恢复甚好。

恶性肿瘤证治

一、治疗的基本法则——扶正祛邪

恶性肿瘤是一种严重威胁人们的健康和生命的疾病。虽然，恶性肿瘤也归属在癥瘕、积聚的范围讨论，但从根本上来说离不开正气与邪气两个方面。

中医对疾病的发生之认识，都是在"邪之所凑，其气必虚"、"正气存内，邪不可干"的基本理论上加以发挥的。我们讲的扶正祛邪也是立足于这一基本观点的。所谓"扶正"，是扶助人体对"邪"的防御能力，使人体达到正常功能，即所谓培本。明·李士材根据《内经》治病必求于本的说法，提出"善为医者，必责根本。而本有先后天之辨，先天之本在肾，后天之本在脾。"这样明确地使"扶正"的具体措施在一定程序上落实在培补脾肾这个方面。"正"得到扶助，使之达到正常功能就能防御病邪，因而"祛邪"之功一方面可以从"扶正"间接地得到；而用药直接抗病制邪也是"祛邪"的另一方面措施。

"先天之本在肾，后天之本在脾"。

肾者，"作强之官，伎巧出焉"。意味着肾为人身对内外环境的变化能起一定效率的生理反应。《难经·三十六难》说："肾两者，非皆肾也，其左者为肾，右者为命门。"强调了肾中阳气之重要。明·张介宾说:"命门为精血之海,脾胃为元气之根,水火之宅,五脏之阴气非此不能滋,五脏之阳气非此不能发。命门有火候,即元阳之谓也,即生物之火也。"这都说明"命门"是生命关键之处;是先天之气蕴藏之所在;是人体生化的来源,是生命的根本。就整个肾的概念来看,它还具备了"藏精""主水""纳气""主骨""生髓""开窍于耳及二阴"的广泛功能。精是构成人体的基本物质,也是人体多种机能活动的物质基础。肾精化生肾气,它包含了"元阴""元阳""真阴""真阳"。这提示出肾是调节人体的生长、成熟、防御、应激、平衡、代谢等各项重大作用的所在。由此而使我们明确:不是从解剖而是从个肾的功能来看它极为重要的作用。

脾为后天之本。《内经》说:"脾为仓廪之官、五味出焉,能化糟粕,转味而出入者也。"又谓:"脾与胃,以膜相连,而能为胃行其津液。"脾、胃、肝、胆、小肠、大肠都属消化系统。脾主运化,主肌肉,主升清降浊。主四肢,开窍于口,其华在面。脾又有统血之功。故脾有运化水谷精微和水湿,统摄血液,使其能正常运行于经脉,不使外溢的作用。主四肢、肌肉之濡养活动:脾与胃既相为表里,又为营血生化之源。故为后天之本。这是以说明脾对全身的协调活动,特别是对饮食物的消化、吸收、合成、代谢都有着十分重要的作用。它还对全身气血的充盈和虚衰、肌肉四肢之健旺和怠乏、面色唇口的润泽和萎枯都有极大的影响。

从上面的探索可以看出,中医对脾肾于全身的影响视"脾肾为本"是有根据的。所以,何任教授强调:扶正祛邪的法则,总的就是以扶脾、肾为重点。当然这中间包括对气、血、阴、阳的扶助补益在内。在运用扶正的补养方法时，首先照顾脾胃，因为，如果这个后天生化之源不能很好运化，那么任何补养都不能起到应有的作用。故扶正法对脾胃的注意应放在首位。脾肾两者没有衰败，则抗病祛邪就有了本身的基础。何任教授对防治肿瘤，按其不同病情或以补脾为主，或以补肾为主，或脾肾双补。在扶正的同时，并配以祛邪制病（抗癌）药。将扶正的补益药与抗病（癌）药同用，比单纯的用抗癌药似乎更为有益，更少副作用。

二、应用扶正祛邪法的十二字要诀

何任教授认为对于恶性肿瘤的治疗应采取中西医结合的综合疗法，如手术、放疗、化疗，与中医中药相结合，取长补短，以期达到更加的治疗效果。就中医中药治疗而言，何任教授强调，使用扶正祛邪法则，必须掌握十二字要领——"不断扶正，适时攻邪，随证治之。"

"不断扶正"，就是指治疗自始至终以调整正气，培益本元，使病人提高抗病能力。而视不同的阶段，用药程序上略有轻重而已。

"适时攻邪"，即适时地用中药抗癌药。所谓适时，比如说：一面在化疗或放疗，即其他医生用攻邪的多了，中药就不一定再用攻癌药物。如果化疗等告一段落或结束，恢复期间，可以适时多用些抗癌中药。

"随证治之"，癌肿治疗过程中，由于症状的轻重，病程的长短，以及年龄、性别的各异，饮食、环境的不同。出现的证情多种多样，不尽相同，视证情而进出。如出现发热、疼痛、出血等症状，这就要随时加减药物，如解热、镇痛、止痛、止血等。有些轻的合并症状，如化疗后的胃纳差或呕吐等，就要针对症状而用药。一般随证常用清、解、和、渗以及消导、开胃、调达和营、解热止痛、消肿利尿以及安脏气。

三、应用扶正祛邪法的注意事项

中医中药治肿瘤方法较多，用药亦有各种学术见解之不同，应该加以选择。用单纯扶正补益药来治肿瘤，如确实能提高机体免疫功能，则对减少肿瘤转移和复发将会起到一定的作用。但目前尚少例证。二是以攻邪为主的方法，一般值得大力推广采用的，也是无数案例证实有效的果断做法。如果邪实明显，正气不衰，防止复发转移，攻坚散结宜急，药量可适当加重；若一般肿瘤手术、放疗、化疗以后，病邪趋于缓解，正气有恢复倾向，但气阴损伤还明显存在时，则攻邪之药宜适当减量并逐渐配合一些扶正、培本之品为妥。三是扶正祛邪同时合用的方法，如果病例选择恰当，本方法是可取的。面对邪正的矛盾，要作到"祛邪不伤正，扶正助祛邪"。至于扶正与祛邪何者为主，二者是有区别的，但也不能截然分割。机体情况差异很大，邪正力量对比亦各不相同，不能笼统说以何为主。大体早中期，体力未衰，气血未损，可偏重攻邪。若晚期，气血衰败，应以扶正为主，但也不能忽视攻邪。像肿瘤这样一种比较复杂的而病程迂回曲折的病证，要摸出一个精确平稳而又有效率的无疵的治疗方法，确实要细致体味和探索。"玉石俱焚"的做法并不可取。要做到既不伤正，又不助邪，探讨恰当的扶正祛邪同时进行的做法可能是另辟蹊径的。这是以"无虚虚"、"无实实"为根据的。不至于"故疾未已，新病复起"。肿瘤固然不动而病人已奄奄一息，这是医生病人都是不希望的事，因而用药要视病证而施，当用峻猛，如病人能承受，且有所见效，就得坚持守方，不可辍药。若是药后病人明显出现副作用，就应调换措施。"粗工凶凶，以为可攻"的蛮干，是欠妥当的。而扶正祛邪同时进行的做法，可以减少或者避免这种不足之处。在我国目前条件下，遇到明确诊断为肿瘤而又可适当作手术的，尽量使之手术，力争做得早，做得好。手术切除后，结合服中药治疗比较妥当。有些病人畏惧手术，或不具备手术指征的，要求单独用中医中药治疗，则要慎重对待，要加倍地注意，严密地定时检查，果断处理，决不能掉以轻心。

扶正祛邪的另一侧面就是饮食要恰当。有目的地摄取有扶正祛邪作用的食物，亦是有助复健的。何任教授曾遇一多发性直肠息肉患者，经 X 线片证实，但又不具备手术指征，乃嘱每日炖食薏米 50～100 克，代早餐，未服其他药，连服半年以后，再摄片肠息肉已不明显的例子。即使是癌瘤患者日服薏米、茯苓，对防止复发亦有益无害，其药理作用、机转如何，应该进一步探索。

四、常用于恶性肿瘤的扶正祛邪方药

何任教授不仅掌握传统中药的性味功效，而且经常吸取现代医学研究中药的新知识。他常给我们介绍说：补脾、益气药有四君子汤、红枣、黄芪、薏苡仁等；补血养阴药有当归、鸡血藤、丹参、天冬、麦冬、沙参等；补肾有地黄、杜仲、川断、六味地黄丸等，均视病情而选择。抗癌祛邪药如猫人参，多用治麻风及肿瘤。薏仁，药理实验对癌瘤有抑制作用及治扁平疣有效，并有健脾渗湿作用。每日煮食 30 克，空腹代早餐，效用颇为理想。白花蛇舌草，药理实验对癌瘤、白血病有抑制作用并能促进抗体形成，增加白细胞吞噬

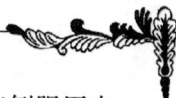

力。半枝莲，药理实验对癌瘤有抑制作用。少数病例服用本品后略有大便次数增多之副作用。

扶正药中有些也有抗癌作用的，如白术，药理实验能抑制某些癌瘤并有免疫促进作用。甘草对实验动物骨髓瘤等有抑制作用。茯苓、猪苓等也有抑瘤、增加抗体等功能。

五、恶性肿瘤的预防及其他

1. 癌肿的预防

癌肿是否可以预防，是深为人们所关注的。预防主要途径，一是病因学预防，二是发病学预防。据有关资料，利用药物预防癌肿称为肿瘤化学预防，是目前较现实可行的方法。近时中医刊物曾报道抗癌乙片对食管癌前病变的阻断性治疗有效。服药若干时间，对食管上皮重度增生的癌变有良好的阻断效果。他们做了数千例实验样本。从食管癌前病变的药物阻断性治疗，说明是一条可行的有效的预防途径。

2. 中药提取抗癌药的问题

从中药中筛选抗癌药已进行了多年，有的提取出它的主要成分、成为一种新的化疗药物。这种不以中医理论为指导，更离开了中医传统理论，辨证论治的运用，也是值得探讨的。

3. 以中医理论指导下辨证论治地应用中药

在治疗癌肿临床中已应用多年，但癌肿的辨证论治，实际上是正、邪、虚、实，并进一步可以分气、血、阴、阳。如此辨别，大致是可行的。不宜分型过细，而在于随证治之。有人主张治癌肿都要用软坚散结的方法，因为癌肿一般都有癌块存在。这确是各种癌肿的共性，也是临床上用软坚散结等方法的依据。但癌肿同时也都有它的个性，有的癌就

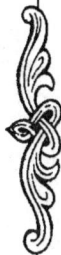

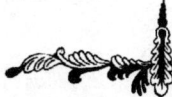

不宜用软坚散结了，不可不察。

六、肿瘤医案 11 则

1. 腮腺癌

王某，女，50 岁，工人。1990 年 10 月 15 日初诊。

患者 1988 年患左腮腺癌，住某肿瘤医院进行手术切除治疗。手术后 1 年余，左腮部又发现 2cm×2.5cm 大小肿块，质地偏硬，有胀感，无疼痛，面、足浮肿，口干，血沉 26mm/h。经原治疗医院复查，诊为复发。患者心情极为紧张，不愿再次手术，要求中医治疗。诊：左腮部肿明显，面足浮肿，左腮酸胀，咀嚼尤甚，疲乏，纳不振，苔黄而薄腻，脉濡。查血象：血红蛋白 85g/L，血小板 80×10⁹/L，白细胞 8.9×10⁹/L，中性分叶 0.78，血沉 32mm/h。正虚邪实，热毒内蕴。治拟扶正祛邪，清热解毒。

北沙参 20 克，西洋参 3 克（另煎），黄芪 18 克，生地黄 18 克，藤梨根 20 克，银花 15 克，连翘 12 克，白花蛇舌草 15 克，苦丁茶 12 克，夏枯草 15 克，冬瓜皮 30 克，薏苡仁 60 克（另煮熟服食），地骷髅 15 克。

1990 年 11 月 12 日复诊：上药服 21 剂，左腮及面颊部牵掣、酸胀消失，面浮肿、口干等减轻，左腮肿块、颈淋巴结肿有所缩小。上方加赤茯苓 15 克。

11 月 26 日复诊：症情稳定，面足浮肿消退，颈淋巴结肿消失，左腮肿块明显缩小。血象：白细胞 5.1×10⁹/L，血红蛋白 110g/L，血小板 100×10⁹/L，中性 0.67，血沉 22mm/h。体力渐见恢复，纳食正常。上方去地骷髅、冬瓜皮，改银花为忍冬藤，加半枝莲 15 克。1991 年 2 月 15 日复诊：左腮肿块缩小至 0.5cm² 大小，余症已愈。血象均在

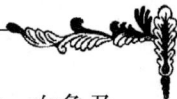

正常范围。续以上方进出调治 1 年余，诸症悉愈，血象及 CT 等复查，均正常无殊。其仍间断服药，追访至今稳好康复。

【按】腮腺癌是发生于腮腺的恶性肿瘤，现代医学对本病的发病原因，目前尚未明确。有学者认为与病毒或感染有关。治疗主要采用手术切除或辅助放射治疗。本病属于中医学的"腮疮"、"流痰"等范畴。其发病多因正气内虚，热毒内蕴，气滞血瘀，痰湿积聚所致。治疗应以扶正祛邪为原则。本例手术后仍复发，正气日亏，邪毒内留，治当扶正祛邪。方以西洋参、北沙参、生地黄、黄芪等益阴补气以扶正固本，增其抗病能力；用七叶一枝花、藤梨根、白花蛇舌草、银花、连翘、苦丁茶等，清热解毒，消肿散结，以祛邪抗癌。经治 1 年，诸症消失，续服 2 年，至今稳好。

2. 扁桃体癌

宓某，女，44 岁，工人。1989 年 9 月 12 日初诊。

患者 1989 年初患扁桃体癌，在某肿瘤医院做放射治疗。4 个月后，扁桃体两侧又见复发灶，吞咽感隐痛。医院要其继续作放射治疗。患者不愿再做放射治疗，要求中医治疗。诊时咽部肿痛，口干燥，咳嗽，汗多，寐差，头晕，苔薄，舌质红，脉濡。血象检查：血红蛋白 85g/L，白细胞 3.2×10^9/L，血小板 110×10^9/L。正气内虚，痰火毒邪内蕴。予扶正祛邪，益阴清热解毒。

西洋参 3 克（另煎），生地黄 18 克，玄参 18 克，川石斛 15 克，黄芪 20 克，绞股蓝 60 克，七叶一枝花 15 克，白花蛇舌草 15 克，夏枯草 15 克，山豆根 9 克，连翘 12 克，薏苡仁 60 克（另煮熟，每日空腹服）。

9 月 27 日复诊：上药连服 14 剂，咽红肿、后咽时感隐

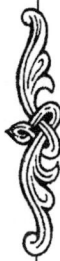

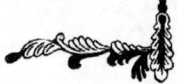

痛、口干、咳嗽等症状感明显减轻，上方加半枝莲15克。

10月27日复诊：上方自感有效，连服30剂，咽喉红肿、口干、咳嗽、多汗等基本消失，寐渐安，精神大振，饮食、二便正常（血象检查：血红蛋白120g/L，白细胞4.5×10^9/L，血小板115×10^9/L，血沉15mm/h），效不改方，原剂再进。

12月12日复诊：诸症消失，血象检查均在正常范围。喉镜检查，两侧扁桃体未见异常，体力恢复较好。上方略作加减续服，以期巩固。

1990年5月15日复诊：病情控制、稳好，血象及喉镜等检查，均示正常。后即继续服药，一切稳好，遂于1991年2月上班工作。至1993年底停服，追访至今，康复稳好。其间经多次复查，未见异殊，均属正常。

【按】扁桃体癌是发生在扁桃体的恶性肿瘤。现代医学目前对本病的发病因尚不清楚，一般认为与吸烟、接触有害粉尘及口腔卫生欠佳有关。治疗主要采用手术、放疗和化学治疗。其发病机理，中医学认为系正气内虚，痰火邪毒内结于咽喉所致。本例患者虽经西医放疗，但癌肿未消而复发。此正气日趋虚衰，邪毒仍内蕴于咽喉所致。故何任教授认为宜扶正祛邪，解毒抗瘤为大法。方中西洋参、生地黄、玄参、川石斛、黄芪等滋阴生津，补气益血以扶正固本；七叶一枝花、山豆根、夏枯草、白花蛇舌草；连翘等清热解毒，散结消肿以祛邪抗癌。本标兼顾，终使复发之症得以治愈。

3. 喉癌

李某，女，49岁，工人，1992年7月15日初诊。

患者因声音嘶哑2年进行性加重3月，经某医院检查确诊为：声门型喉癌。住医院进行手术切除治疗。术后2月，

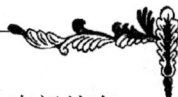

声音仍嘶哑，语声低，咽痛痒明显。作喉镜复检：声门处有肉芽样肿物2个，疑为复发病灶。右颌下淋巴结肿，伴右臂作痛。拒绝再次手术，前来我处诊治。喉痛，淋巴结痛，咽喉部有异物梗阻感，声低，音嘶哑，时有咳呛，倦乏，苔薄白，舌黯红，脉细弱。为正气不足，阴液亏虚，痰火邪毒结聚喉部所致。治则为扶正祛邪，予清热解毒，利喉消肿。北沙参20克，玄参15克，麦冬15克，桔梗6克，蒲公英30克，蝉衣9克，苦丁茶15克，七叶一枝花18克，半枝莲15克。

7月22日二诊：服药7剂，咽喉痛痒、右肩痛、喉呛等减轻。上方加白花蛇舌草15克。

9月12日复诊：服药后自感效果较明显，连服45剂，音嘶哑有好转，咽喉痛痒、喉间有异物梗阻感均明显改善，右颌下淋巴结肿明显缩小，饮食正常，二便调畅，精神大振。原方续服。

11月25日复诊：诸症基本消失，喉镜复查喉肉芽样肿物明显缩小，身体恢复较好。继予上方略作加减调治，半年后体征消失。经喉镜等复查，喉间肉芽样两肿物消失，其他检查均正常，未见异殊。病得治愈。为巩固疗效，现仍坚持服药。

【按】喉癌是头颈部常见的恶性肿瘤，其主要临床表现为声音嘶哑，并呈进行性加重，咽喉部有异物感，吞咽不适，咽下疼痛，或伴有刺激性咳嗽，痰中带血，严重时有呼吸困难及颈部肿块等。现代医学认为，本病的发病原因不明，一般可能与吸烟、接触有害粉尘、口腔卫生不佳、维生素D代谢失调、内分泌失调及放射或病毒等因素有关。对本病的治疗，现代医学主要放疗或手术治疗。

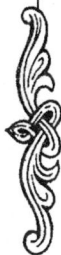

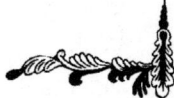

中医学认为，本病属于中医学"喉疳"、"喉菌"等范畴。其发病多因情志不畅，忧思郁怒，肝肾不足，或阴虚阳亢，痰火蕴结，日积久聚喉部而成。治疗多从清热解毒与补益正气并重着手。本案喉癌手术后复发，且症状未减，病属正气已伤，邪毒留聚，阴津不足，痰火蕴结。治当扶正祛邪，益阴泄火与解毒消肿并用。故方用北沙参、玄参、麦冬、川石斛、黄芪等益气滋阴以扶正；用连翘、银花、苦丁茶、蒲公英、七叶一枝花、半枝莲等清热泻火，解毒消肿以祛邪毒。辨证确切，治法正确，用药得当，疗效显然。

4. 纵隔淋巴肉瘤

朱某，女，38 岁，某百货商厦职工，1992 年 3 月 9 日初诊。

患者因右腋下淋巴结肿大 4 月，伴右胸胁外侧刺痛 1 月，于 1991 年 10 月经某医院检查，被确诊为纵隔恶性淋巴瘤，即住某肿瘤医院作手术治疗，手术后又进行 4 次化疗。1992 年初作 CT 等复查，仍见病灶。患者要求中医治疗。右胸侧时有针刺样痛，右颈侧有一 1.5cm×1.5cm 的淋巴结肿，腰背牵掣，疲乏，面色萎黄，苔薄白略腻，脉虚。正虚邪毒内着。治拟扶正固本，祛邪抗瘤。

西洋参 3 克（另煎），黄芪 20 克，绞股蓝 18 克，猪苓 15 克，七叶一枝花 18 克，白花蛇舌草 15 克，瓜蒌仁 12 克（杵），蒲公英 30 克，威灵仙 15 克，猫人参 30 克，延胡 12 克，薏苡仁 60 克（每日另煮空腹连渣服食）。

3 月 22 日复诊：上药服 14 剂，右胸侧刺痛及腰背部牵掣明显减轻，纳食常，疲乏仍见，苔薄，脉濡。原方加杞子 20 克，女贞子 15 克。

4 月 9 日复诊：右胸侧刺痛腰背牵掣基本消失，右颈淋

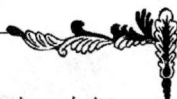

巴结肿缩小，面色有好转，体力有所恢复（血象检查：白细胞 $3.8 \times 10^9/L$，血红蛋白 105g/L，血小板 $110 \times 10^9/L$，中性分叶 0.70），饮食、二便基本正常。上方去延胡，西洋参改用北沙参。

7 月 27 日复诊：上方服用 3 月，体征消失，体力恢复良好。7 月 15 日经 CT 等复查，病灶消失，无异殊。后续以上方加减调治年余，稳定巩固，经 CT 等 2 次复查，均正常。患者于 1993 年 7 月初上班工作，追访至今，康复如前。

【按】恶性淋巴瘤，其发病机理可能与病毒、机体免疫功能损害、长期慢性感染及某些物理化学物质的长期刺激等因素有关，属于中医学"恶核"、"瘰病"等范畴。中医认为与邪毒内结，或风热血燥痰凝及气滞血瘀，积而成结，日久正气虚亏而发有关。对本病的治疗，现代医学主要采取手术或放疗、化疗。而中医则多以扶正祛邪，消肿解毒，散结抗瘤为主。

本例案患纵隔恶性淋巴瘤，经手术及化疗后病灶未消失，要求中医治疗。何任教授对此类手术，或放疗、化疗后病灶未除，症状仍存的癌症患者，治疗多以扶正祛邪为治。扶正以固其本元，提高其抗病能力。在扶正固本的基础上，配用祛邪抗瘤之品，此乃治疗肿瘤之大法和根本。故方用西洋参、黄芪、枸杞子、女贞子、薏苡仁等滋阴补益气血之品，以扶正固本，提高机体免疫功能和抗病能力。佐以七叶一枝花、白花蛇舌草、蒲公英、猫人参、威灵仙等清热解毒，消肿散结之品，以祛邪抗肿瘤，合而成方，加减出入，共奏扶正祛邪，固本抗瘤之功效。服用 4 月，病灶消失，续服 1 年，康复而上班工作。

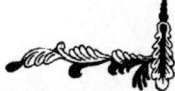

5. 乳腺癌

王某，女，42 岁，教师。1990 年 9 月 5 日初诊。

患者于 1988 年 12 月因患左侧乳腺癌在某肿瘤医院作手术切除并作附近淋巴清扫。术后 4 月余，腋下发现 2 粒肿块，按之痛，有乳有 4～5 个粒肿，左颈侧有 1 个 2.5cm 大小肿块。精神紧张，前来诊治。诊时，其颈部、腋下、右乳肿块，质地硬，按之痛。寐差，疲乏，背、肩胛尖作痛，面色萎黄，苔薄，舌黯，脉细。诊为正气虚弱，邪毒内留。治宜扶正祛邪，消肿散结。

党参 15 克，黄芪 15 克，藤梨根 30 克，七叶一枝花 18 克，蒲公英 30 克，青橘叶 20 克，王不留行 12 克，郁金 9 克，薏苡仁 60 克（另煮成粥状空腹服食），延胡 12 克。

10 月 10 日复诊：上药连服 21 剂，腋下、右乳肿块有所缩小，痛亦有减轻。原方再服。

11 月 14 日复诊：药后腋下、颈部及右乳肿块缩小较明显，疼痛消失，按之活动，精神渐振，夜寐亦渐安。上方去延胡，加天冬 20 克。续服。

1991 年 5 月 8 日复诊：右乳及腋下肿块消失，左颈部肿块已缩小至黄豆大小，体力基本恢复。经胸部 X 线拍片及 CT 等复查，未见异殊。后以上方略作加减，调治近年，颈部肿块消失，余均正常。为巩固疗效，仍嘱坚持服药，经多次胸部 X 线及 CT 等复查均示正常。遂于 1993 年 6 月初，上班恢复工作。追访至今，康复稳好。

【按】乳腺癌是女性常见的恶性肿瘤之一，其主要症状表现为乳房肿块，肿块部位以乳房处上方较常见，质地坚硬，边界不清，绝大多数为单发，如侵及皮肤，则乳房外形改变，皮肤变粗，增厚，呈橘皮样，乳头内缩，或乳头血性

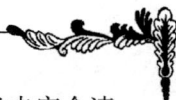

渗液，癌性湿疹等改变。现代医学对本病的病因尚未完全清楚，认为可能与遗传因素、内分泌失调、慢性刺激等有关。此外，尚与过食高脂肪饮食，甲状腺机能减退，哺乳少，婚后未育等因素有关。

本病属中医学之"乳岩""乳石痈"等范畴。其发病多与情志失调，肝气郁结，或因冲任失调，气血运行不畅，气滞血凝，经络阻塞，瘀结乳中所致。而本案例手术后，正气已亏虚，邪毒未消尽，滞留而复发。对此，中医治疗宜扶正祛邪并适时随证加减。故方用党参、黄芪、玄参等，益气滋阴以扶正固本；用山慈菇、半枝莲、七叶一枝花、夏枯草、藤梨根、蒲公英等，清热解毒，消肿散结，以祛邪抗癌。在临诊中，何任教授常以上方加减治疗乳腺癌，经治者数以百计，多获良好效果。

6. 胆囊癌慢性肝浸润

沈某，男，45岁，职工，1991年6月6日初诊。

患者因右上腹持续性疼痛4月，伴恶心、呕吐、发热，于1991年4月13日住当地医院检查、治疗。经B超、CT等检查，初诊为肝癌晚期。半月后在硬麻下作剖腹探查，确诊为胆囊癌晚期肝浸润（癌肿12cm×10cm）。并认为已无法医治，未作切除手术，缝合后4天送上海某医院，检查结果完全一样。亦认为晚矣，无法医治。并预言只能存活20天左右。患者与其家属深感绝望，回家后准备后事。无奈中其在杭的亲戚在朋友介绍下，怀着试试看心情，前来代患者求诊。笔者根据其亲属代诉及综合嘉兴、上海二地医院的病案记录、检查结果，经熟虑后，诊断：证属肝郁气滞，血瘀热毒内积，日久正虚不胜邪而发。治则蠲痛祛邪，佐以扶正。

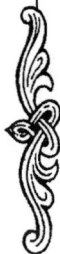

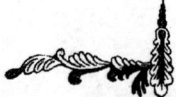

处方：白芍 15 克，炙甘草 9 克，延胡 9 克，川楝子 9 克，金钱草 20 克，海螵蛸 9 克，石打穿 15 克，半枝莲 15 克，猪苓 18 克，白花蛇舌草 15 克，党参 15 克，黄芪 15 克。

10 月 21 日复诊：患者一人亲自来杭复诊，谓服上药 7 剂后，疼痛、恶心等减轻，自感有效而用原方连服 3 剂，体征消失，精神振奋，饮食、二便正常，体力渐复，并于 10 月 1 日、10 月 15 日先后到当地及上海原检查诊断医院进行复查。经 B 超、CT 等检查，两个医院结果一样：癌肿未见。当时，当地及上海医院的医生们感到很惊讶，认为这不太可能。但看到患者与原来检查时判若两人，身体恢复得这样好，也随之为其感到高兴。并谓"你遇到了一位医术高明的医生"。现未感到任何不适，效不更方，以原方续服。

12 月 12 日，沈某专程来杭道谢，服药后一切稳好。经嘉兴及上海二地医院再次行 B 超、CT 等复查，癌肿消失，未见异殊。病得治愈，已于 12 月 2 日上班工作。其家属及其单位领导和同厂职工，无不为沈某康复感到高兴。沈某真诚地说："是何任教授给了我第 2 次生命！"追访至今，沈某全日上班，康安无恙。

【按】胆囊癌是死亡率较高的恶性肿瘤之一，有 80% 患者于诊断后 1 年内死亡。本病的发病原因，现代医学一般认为与慢性胆囊炎、胆石症有密切关系。本病的临床表现，其起病隐袭，早期大多无症状，主要表现为疼痛，位于中上腹或右上腹，可呈间隙性或持续性，钝痛或绞痛，进行性加重。消瘦，黄疸也是主要表现，并可有食欲不振，软弱，恶心呕吐等。现代医学对本病的治疗主要采用手术切除，或手术后配以化疗等。

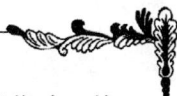

本病属于中医学"癥积"、"肝积"、"黄疸"等范畴。其发病多由情志抑郁，气机不畅，肝胆失于疏泄，气滞血瘀，或湿郁化热，热毒内蕴，日积成癥，而正气内耗，邪盛正虚则发此病。治疗主要采用扶正祛邪与辨证施治相结合。本案例患胆囊癌晚期伴肝浸润，病属重笃。析其尚未作手术切除，且原来身体尚可，正气尚未虚甚，故治疗以攻补并施，攻邪兼扶正，辨治确切，用药精当，虽非峻猛之剂，却收效显然。如此绝症，竟奇迹般痊愈。

7. 膀胱癌

黄某，男，58岁，1991年5月8日。

初诊：于1990年12月以无痛性血尿，于浙医一院作膀胱镜检查为膀胱肿瘤。行膀胱部切除手术，病理切片为膀胱移行上皮乳头状癌Ⅱ级。手术后曾服过中药。半年后膀胱镜检查诊为复发，并作电灼处理。初诊脉濡微数，苔薄，以扶正祛邪为主。处方：太子参12克，茯苓12克，白术12克，炙甘草9克，淡竹叶6克，白花蛇舌草9克，薏苡仁30克，黄柏4.5克，六味地黄丸（包）30克。以上方为基础，适当作一些加减；在扶正方面增加或更用党参、沙参、黄芪、天冬、平地木、黄精、红枣、炙鳖甲等；在抗癌方面酌加猪苓、半枝莲等。治疗3个月后做膀胱镜检查，未见肿瘤复发；半年后又作检查，亦未见复发。以后隔日服用上方，并每日煮食薏苡仁30克不间断，已恢复全日工作。

【按】膀胱癌是临床常见的肿瘤之一，临床以无痛性血尿等为特征。该患者年近花甲，手术后又见复发，脉濡微数，显气阴亏虚之象，故以四君子汤合六味地黄丸为基本方益气养阴，同时配以参、芪、天冬、黄精扶正气，再以猪苓、半枝莲利湿热而抗肿瘤，经过3个月的调治，病情终得

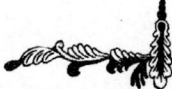

以稳定。可见正确运用扶正祛邪方法是保持病情稳定，防止肿瘤复发有效途径。

8.卵巢内胚胎瘤

杨某，女，29岁，干部。1992年7月13日初诊。

患者因小腹两侧持续性剧烈疼痛10天，伴发热39℃，于1992年6月5日到某妇保医院急诊。经妇科等检查，确诊为：右侧卵巢肿瘤扭转伴感染，即住院作手术治疗。术中发现为右卵巢内胚胎瘤破裂，大出血，伴感染。手术后作化疗1次，体力明显不支，血象检查：白细胞 1.2×10^9/L，血红蛋白78g/L。甲胎球蛋白试验（AFP）：大于3000μg/L（正常值小于40μg/L）。医院认为暂不宜再化疗，要求中医治疗。诊得：腹胀，少腹疼痛，虚乏，口干，纳滞，夜寐不安，神倦，面色灰白，苔中厚腻，脉濡。正虚邪滞。治则为扶正祛邪，消癥抗瘤。

西洋参3克（另煎），黄芪18克，冬虫夏草4克（另炖），生地黄18克，川石斛5克，猪苓18克，半枝莲15克，七叶一枝花15克，蒲公英30克，藤梨根30克，石见穿15克，延胡9克。

7月27月二诊。上药14剂后，腹胀、腹痛减轻，口干、寐差、面色不华等好转（血象检查：白细胞 3.2×10^9L，血红蛋白105g/L，AFP600μg/L），药已奏效，加薏苡仁60克（另煮空腹服）。

8月31日复诊：自感效果较好，连服31剂，体征明显改善（血象检查：白细胞 4.2×10^9/L，血红蛋白110g/L，AFP40μg/L）。效不更方，略作加减续服。

10月8日复诊：体征基本消失，身体恢复较佳，血象检查均已正常。原方续服，以期巩固。

1993年3月5日复诊：体征消失，体力恢复良好。血象及CT、B超等检查均正常。其坚持服药，于1993年11月初作再次复查，一切正常，即于1993年11月中旬上班工作。1994年3月又作复查，稳好无殊。至今治愈康复，并成为抗癌组织中之佼佼者。其激动、高兴之情，无法用语言表达。

【按】卵巢癌是发生于卵巢表面体腔上皮和其下方卵巢间质的恶性肿瘤。其发病特点是发现晚，扩散快，疗效差。早期一般无自觉症状，通常要到肿瘤长得很大时，才被病人或医生发现。此时可扪及下腹部肿块，多为双侧性，或出现疼痛，并可产生各种压迫症状，或出现腹水。其发病病因现代医学认为可能与环境、生活条件及营养因素有关。其治疗主要采用手术切除或放射治疗、化学治疗。本病一旦被发现或确诊时，有60%～70%的患者已属晚期，所以疗效较差5年生存率约为30%，晚期病人尚不足10%。

本病属于中医学"癥瘕"范畴，其发病属于寒温失节，正气内虚，气血滞瘀，邪毒内蕴所致。治疗主要以扶正祛邪，消肿散结为大法。本案例手术后症状较重，AFP大于3000μg/L，血象偏低，体力不支。此乃正气日衰，病邪稽留。倘再化疗，恐由于身体亏虚而导致病情的进一步恶化。对此，笔者以扶正与祛邪并重治疗，即用导致病情的进一步恶化。对此，何任教授以扶正与祛邪并重治疗，即用西洋参、冬虫夏草、黄芪、生地黄等气血双补，扶助正气，以增强机体抗病能力；用猪苓、半枝莲、七叶一枝花、蒲公英、石见穿等，消肿解毒，祛邪抗瘤。立法正确，配伍得当，用药精良，故疗效显著，便患者转危为安，直至康复。

9.子宫颈癌

顾某，女，74岁，教师，1993年11月4日初诊。

患者1993年5月因阴道出血3月，经某医院妇科检查，病理切片，阴道镜检等；确诊为子宫颈癌Ⅲ期，即住院做放疗和化疗。1个疗程后，白细胞1.8×10^9/L，血红蛋白78g/L，头晕，恶心呕吐，虚乏，体力不支。暂停放疗和化疗。阴道浆液性渗液较多，会阴部有山核桃肿块，不能坐。患者及其家属要求中医治疗，前来诊治。就诊时，面色苍白，下身渗出液较多，有恶臭味，乏力，恶心，纳差，苔白，脉濡。证属正气虚衰，邪毒滞留。予扶正祛邪，解毒抗瘤。

西洋参3克（另煎），黄芪20克，党参20克，白术30克，淮山药30克，升麻3克，猪苓15克，黑蒲黄9克，蒲公英30克，猫人参30克，白花蛇舌草15克，半枝莲15克，七叶一枝花15克，薏苡仁40克（另煮粥状，空腹服食）。

11月12日二诊：药后下身渗出液减少，原方再续。

12月2日复诊：阴道渗出液明显减少，会阴部肿块亦缩小，恶心、呕吐消失，头晕、疲乏渐解。血象检查：白细胞3.3×10^9/L，血红蛋白102g/L，上方去升麻、黑蒲黄，加芡实15克，苍术15克。另配：野菊花30克，蛇床子20克，银花20克。每日1剂，煎汤外洗阴部。

1994年3月10日复诊：会阴部肿块明显缩小，阴道渗出液基本消失。头晕解，身体渐渐恢复（血象检查：白细胞4.2×10^9/L，血红蛋白115g/L，血小板110×10^9/L）。饮食二便正常。续以原方加减，调治半年，会阴肿块消失，阴道已无渗出液，血止未发，日趋康复。后几次复查，未见异殊。

【按】子宫颈癌是妇女中最常见的恶性肿瘤之一。其临床表现早期一般没有症状，或症状不明显，一旦出现症状多已是中、晚期。本病常见的症状是白带增多和阴道出血。白带可为浆液性，米汤样或洗肉水样，或有恶臭味。阴道出血开始多见于性交或检查后，量常少而能自止，以后则可能有经期间或绝经后少量而不规则出血，晚期则出血较多。疼痛则多见于晚期患者。现代医学认为本病的发病与早婚，早育，多产，宫颈糜烂，宫颈裂伤，性交过频，色皮垢及精神刺激等因素有关。最近研究发现，与单纯疱疹病毒Ⅱ型感染有关。

中医学认为，本病多属于"崩漏"、"五色带"等范畴。其发病与正气内虚，冲任亏损有关。盖崩漏、带下是冲任虚损，督脉失司；或外受湿热，毒邪凝聚，阻塞胞脉；或肝气郁结，疏泄失调，气血凝滞，瘀血蕴结；或脾虚生湿，湿郁化热，久遏成毒，湿毒下注，遂成此疾。中医对本病的治疗常以清化湿浊，解毒抗瘤与补益冲任兼治为大法。本案例患者年事已高，正气本渐衰，患病后经放、化疗，症状未减，病灶仍存，体力明显不支。此乃正气大伤，邪毒未尽所致。治疗宜益气育阴，调补冲任以扶正固本为主，配以清热解毒，渗化湿浊以祛邪抗瘤。故方用黄芪、党参、白术、山药、西洋参等，补益气血，滋阴生津，以复元固本，扶助正气，增加抗病能力；用蒲公英、猫人参、白花蛇舌草、半枝莲等，清热化湿，消肿解毒，以祛邪抗瘤。笔者以上方加减治疗宫颈癌未手术者，或经手术后又作放、化疗，病情仍未见明显改善等病例，多取得明显治疗效果。

10. 直肠癌

吴某，女，37 岁，工人。1990 年 6 月 20 日初诊。

患者于 1990 年 4 月初患乙状结肠癌，经某肿瘤医院作手术切除并进行化疗。半月后，因体力虚弱明显（血象：血红蛋白 62g/L，白细胞 1.3×10^9/L），恶心，呕吐，乃终止化疗，请求中医治疗。诊时，腹痛，腹泻（日 15 次左右），浑身乏力，面色苍白，头晕，神怠，毛发稀少枯黄，苔白薄腻，脉濡。乃正气虚衰，邪毒未尽。治则：扶正健脾，祛邪抗癌。

生晒参 6 克（另煎），黄芪 20 克，苍术、白术各 15 克，白芍 18 克，黄连 4 克，广木香 9 克，七叶一枝花 15 克，白花蛇舌草 15 克，猫人参 30 克，蒲公英 30 克，马齿苋 30 克，薏苡仁 100 克（分次煮熟，每日晨空腹服食）。

6 月 27 日二诊：服药 7 剂，腹痛减轻，腹泻次数减少日 7～10 次。药后见效，原方再进。

7 月 12 日复诊：大便基本正常，日 1～2 次，已成形。腹痛基本消失，头晕、虚乏好转，恶心除，精神渐朗。血象检查：白细胞 3.8×10^9/L，血红蛋白 98g/L。饮食渐增，面色略有佳转。原方去马齿苋、广木香，加淮山药 15 克，绞股蓝 30 克，归脾丸 30 克（包煎）。

9 月 5 日复诊：症情稳好，大便正常，纳食展，夜寐较安，血象检查正常，惟下肢软乏。上方去黄连，加川断 9 克，川牛膝 9 克。

11 月 20 日复诊：体征消失，二便正常，体力恢复较快，血象、B 超及 CT 等检查均正常。续以上方加减，调治年余，再次复查均正常，病得治愈康复。自感恢复良好，于 1992 年 1 月 3 日上班工作；后又坚持继续服药 2 年，其中又经 3

次复查，未见异殊。随访至今，康复如常，坚持上班工作。吴某还介绍其胞妹（患乙状结肠多发性息肉，医院要其住院手术，其不愿手术，经诊治半年而痊愈）及其他癌患者到何任教授处求诊，皆获得良好效果。

【按】直肠癌是常见的恶性肿瘤之一，其发病率仅次于胃癌和食道癌。本病起病较缓慢，早期症状主要是大便习惯改变，大便次数增多，腹泻或大便不畅，大便中带血或便血。随着病情发展，大便时可伴有腹痛，并常有里急后重，肛门坠痛，消瘦，贫血等症状呈进行性加重。晚期因癌肿转移至不同部位而出现肝肿大，肠梗阻，腹块，腹部持续性疼痛等症状。其发病原因现代医学尚不明确，可能与大腹慢性炎症（主要是溃疡性结肠炎等）、大肠息肉和腺瘤有关。此外，近年资料表明，食物中致癌物质如长期摄高脂肪、高蛋白、低纤维食物，较易产生大肠癌。其治疗，现代医学主要采用手术切除及化学治疗、放射治疗等。

本病属于中医学"脏毒"等范畴，其发病主要与肠胃失和，湿浊内生，郁而化热；或饮食不节，损伤肠胃，酿成湿热，浸淫肠道，肠道气血运行不畅，日久蕴结化为热毒，致使正气内耗，邪毒内盛而发病成癌。中医治疗本病主要运用扶正祛邪与辨证施治相结合的原则。本案肠癌虽经手术切除，但症状未改善，又因化疗而正气日虚，体力不支。若继续化疗，或加速恶化重笃。至此，西医及患者要求中医治疗。何任教授则视病情辨证施治，以扶正祛邪为大法，随证略作加减。共调治2年，得以治愈康复。

11. 卵巢癌、直肠癌

张某，女，49岁，工人。1992年6月29日初诊。

患者1992年5月28日因便血3月，经省某医院检查，诊断为直肠癌，即住院行手术切除。在手术中发现右卵巢切除手术，并化疗1次。6月23日，因少腹疼痛较甚，经复查发现，腹部及膀胱有转移灶。最后确诊为卵巢浆液性乳头状腺癌Ⅲ期，伴结肠、淋巴结及脂肪纤维结缔组织转移性腺癌。患者拒绝再次手术，要求中医治疗。经病友介绍，前来诊治。诊时少腹部阵发性疼痛，胀满，头晕乏力，纳差，面色苍黄，夜寐不安，神怠，行走乏力，需由家属二人扶持。血象检查：白细胞3×10^9/L，血红蛋白82g/L，血小板80×10^9/L。苔白腻，脉虚。诊为正气亏虚，邪毒内滞。予扶正祛邪并进。用：西洋参3克（另煎），黄芪18克，制黄精15克，猪苓15克，半枝莲15克，七叶一枝花18克，白花蛇舌草15克，蒲公英30克，延胡索15克，白芍15克，川朴9克，淮小麦30克，红枣30克。

7月11日二诊：药后阵痛明显减轻，腹胀消失，饮食略有增加，自感体力略有恢复，行走亦能自主。

7月25日三诊：腹阵痛消失，纳食、二便正常，体力恢复较好，精神大振。血象检查：白细胞3.8×10^9/L，血红蛋白105g/L，血小板100×10^9/L。药效已显，上方去延胡索，再服。

8月29日复诊：症情稳好，寐安，饮食、二便如常，血象检查同上。原方加归脾丸30克（包煎）。另配服"扶正消瘤合剂"（系根据笔者数十年临床经验研制而成的纯中药制剂）。

10月25日复诊：诸症基本消失，体力恢复良好，血象检查正常。经原住院医院B超、CT等复查，病灶消失，未见异殊。续以上方略作加减，先后共调治近2年（期间自练气功3个月后终止），其病基本治愈。为巩固疗效，尚在间

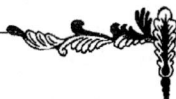

续服药，一切稳好。

【按】卵巢癌、直肠癌属于中医学"癥瘕"、"肠覃"等范畴，其发病原因尚不明确。前者可能与环境、生活条件及营养因素等有关；后者可能与大肠慢性炎症、息肉和腺瘤有关。而中医学认为，多由脏腑虚弱，正气不足，湿浊内生，或气滞血瘀，邪毒蕴结肠道或胞宫所致。本案例既患卵巢癌Ⅲ期，又伴发直肠癌及腹腔淋巴转移性癌，先后二次手术。术后不久又见腹部及膀胱转移病灶。正气亏虚，元气大伤，邪毒稽留不去。此时若再作手术或放、化疗，其正气必将衰败，病呈危象或一蹶不起。对此，中医治疗先以扶正固本为主，辅以祛邪抗瘤治之。待正气渐复，病情较稳定，则可继以扶正祛邪并重，随证加减而治。方能控制病情，乃至改善、治愈、康复。

妇科病证治

一、治妇科病当重视调经和气

妇女疾病，因其经、带、胎、产数端而多于男子。由于妇女生理、病理与男子不尽相同，故其诊断、治疗、立法、遣药乃至预防均与男子的处理方法也有差异。何任教授对中医妇科曾作过深入的探讨，对历代妇科著述，他推崇清代傅山之《傅青主女科》，认为其立论定方，均不落古人窠臼；用药纯和，无一峻品；辨证详明，易于了解。对妇科病的问诊，他认为《冷庐医话》卷二所附《问法要略》一篇，语约而意详，有助于临床诊断。关于切脉。尤注意尺脉。他说：

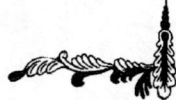

尺脉滑，反映血气实，常见为经脉不利；微弱者，多为少血；微涩者多闭经；脉来弦劲，若问诊得知少腹痛，则月经多不利；若弦劲而偶有断续之势，则不仅少腹痛，且有痛引腰胁乳臁之症状。胎前脉候，经停二三月，脉形滑数，尺中按之不绝，多为妊娠。配合检尿，常能一致。产后之脉，大都以缓滑、沉、小为宜，尤以新产妇人多见，实、大、弦、急、坚、牢等均非产后正常脉象。带下脉候，若兼症少或无，脉虚而迟者，其证轻；数而实者，其证重。带下而经行量多如崩者，其脉多浮动。

对于妇科病的治疗，他强调应该按照"治病必求于本"的总则。在具体治法上除采用一般的调气血、和脾胃、补肝肾方法外，要重视调经、补奇经、和气三者。他说：一者治妇人诸证，总于诊断中注意月经情况，而于治疗中重视调经。宋高宗时太医陈沂曾谓："女子经血宜弱，一毫不可壅滞。既名月经，自应三旬一下。多则病，少则亦病；先期则病，后期则病；淋漓不止则病，瘀滞不通则病。故治妇人之病，总以调经为第一"，"凡治妇女之疾，先须调经"（见《陈素庵妇科补解》）。此说深合吾心。验诸实践，凡月经不调者，则癥瘕疝癖，肿胀烦满，骨蒸劳瘵，诸症由此而生。但先调经，同时治疗诸疾，常能事半功倍。

二者诊治妇科病，必通晓奇经之理。奇经八脉为十二经脉以外之任、督、冲、带、阴跷、阳跷、阴维、阳维。奇经具有联系十二经、调节气血之作用。何老以为妇科之经、淋、带、崩漏、产后各证均与八脉有关。叶天士曾谓："八脉隶于肝肾，一身纲维。八脉主束固之司，阴弱内热，阳微外寒矣。"按：正经犹沟渠，奇经犹湖泽，比如雨降沟盈，溢于湖泽比如雨降沟盈，溢于湖泽。而正经病久，延及奇经。妇科疑难之疾，常为病久入络，气血消耗，渠枯泽竭也。何任教授治崩久不愈者，常用补奇经而收显效。此治妇科之不可不知也。

三者为治妇科应重视和气。妇科诸疾与气血关系至密，而于气犹为重要。妇人多气者，情不能舒，忧思忿怒，肝火时动。朱丹溪所谓："血气冲和，万病不生，一有怫郁，诸病生焉。"气郁血滞，则经不调，胎孕不安，产后腹痛，神情抑郁诸证均现。盖七情失和之气，反为元气之害，和气则能使元气复而脏腑功能正常，故治妇科病，调气血中必重和气，而疏肝、理脾则参在其中也。

二、月经不调——益母胜金丹

月经不调，包括月经周期、月经量、经色、经质等异常。所谓月经，正常而行，循平常道，以象月盈则亏。月经不调，反常而为病。

清·程钟龄谓："方书以超前为热，退后为寒，其理近似，然亦不可拘也。假如脏腑空虚，经水淋漓不断，频频数见，岂可便断为热？又如内热血枯，经脉迟滞不来，岂可便断为寒？必须察其兼症，如果脉数内热，唇焦口燥，畏热喜冷，斯为有热；如果脉迟腹冷，唇淡、口和、喜热、畏寒，斯为有寒。阳脏，阴脏，于斯而别。再问其经来，血多色鲜者，血有余也。血少色淡者，血不足也。将行而腹痛拒按者，气滞血凝也。既行而腹痛，喜于按者，气虚血少也。"此节论述质朴无华，且亦合乎辨治大旨。治疗月经不调，基本方为四物汤而辨证加减之，方意在可和血，是有至理。无论为肝郁血热，血脉虚寒，气滞血瘀等诸种原因导致血脉不和，均可按方加减治愈。清·王子接注释四物汤谓："四物汤，物，类也，四物相类，而仍各具一性，各建一功，并行不悖。芎、归入少阳主升，芍、地入厥阴主降，芎劳郁者达之，当归虚者补之，芍药实者泻之，地黄急者缓之，能使肝旺血调，阴阳气畅，故为妇人专剂。"

何任教授治月经不调，尝以四物汤为基本方，兼采益母胜金丹（大熟地、当归、白芍、川芎、丹参、茺蔚子、香附、白术八味以益母草、水、酒各半熬膏、蜜丸）视辨治需要而随证用之，逍遥散加减，亦为常用效方。但于经水先后无定期则往往先用定经汤（菟丝子、白芍、当归、大熟地、白茯苓、山药、芥穗、柴胡）以定经并舒肝肾之气，往往有明显之效果。傅青主论定经汤，谓"此方舒肝肾之气，非通经之药也；补肝肾之精，非利水之品也。肝肾之气舒而精通，肝肾之精旺而不利，不治之治，正妙于治也。"

例案：李某，女，37岁，教师，初诊1980年1月7日。经行错乱，或提前或落后，一月一行或二月一行，量较多，时或腰酸胁胀，苔薄脉弦。宜舒肝肾。菟丝子12克、白芍12克、当归12克、熟地9克、茯苓9克、山药9克、炒黑荆芥穗6克、柴胡6克。5剂。

复诊：上方服后腰酸胁胀减轻，再续服上方五剂，次月经行正常，连续二月月经均如期而至，未见超落。

三、痛经——当归芍药散

月经期少腹痛，或痛在经前，或痛在经后，或痛引腰骶，甚者昏厥，呕吐，腹泻，肢冷等，其主要病机为气血通行不畅所致。原因有气滞血瘀，寒湿凝滞，气血虚弱，肝肾亏损等。

宋·陈素庵谓："妇女经欲来而腹痛者，气滞也，法当

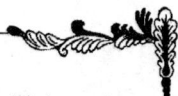

行气和血，宜调气饮……妇人经正来而腹痛者，血滞也，法当行血和气，宜服大玄胡索散……妇人经行后腹痛者，是气血两虚也，法当大补气血，以固脾胃为主，或余血未尽，加行滞药一二味，可服三才大补丸"。

清·林羲桐论经痛谓："有经前身痛拘急者，散其风；有经前腹痛畏冷者，温其寒；气滞者，行其滞；血瘀者，逐其瘀；气血郁结者，理其络；癥瘕痞胀者，调其气血；虚寒急痛者，温其里；痛在经后者，补其虚；一切心腹攻筑，胁肋刺痛，月水失调者，和其肝；经滞脐腹痛不可忍者，导其壅。"

何任教授治痛经，不主张分型太繁。认为辨清虚、实、寒、热即可。就临床体会言之；虚证痛经大多属于功能性者为常见，中药之治愈率较高。实证痛经多有器质性改变为常见，如子宫过于前屈或后倾，子宫颈管狭窄等，中药治疗之显著有效率相对较低。治痛经基本方为《金匮》当归芍药散加减，以当归、白芍、延胡、制香附为主，视其寒、热、虚、实适当加味：虚者加黄芪、川断，实者加木香、川楝子、川芎，寒者加木香、小茴香、苏梗，热者加丹皮，白芍易赤芍，血瘀者加蒲黄、五灵脂。血瘀明显而喜热者则少腹逐瘀汤（小茴香、干姜、延胡、没药、当归、川芎、桂心、赤芍、生蒲黄、五灵脂）为主，多能收到明显之温经、止痛，逐瘀的效果。较轻之痛经，或因学习工作服煎剂不方便者，冲服益母膏亦能调达气血而止痛。

例案：王某，女，成，初诊1971年12月30日。经行腹痛，腰酸，畏寒尤以背部为甚，苔光脉弦，以祛瘀止痛为治。蒲黄6克，五灵脂6克，干姜3克，当归9克，小茴香1.5克，白芍9克，川芎4.5克，制香附9克，没药3克，

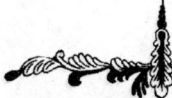

延胡 9 克，桂枝 4.5 克。5 剂。

此案以少腹逐瘀汤加制香附，5 剂而寒散，瘀去，痛止。虽苔光而未投滋阴生津之品，瘀去而气机条达，血行畅通，津液上承，苔渐复生。

四、崩漏——黑蒲黄散

妇女非行经期而阴道大量出血，或持续淋漓不止者，称"崩漏"。崩则来势急，出血量多；漏则来势较缓，淋漓不净，两者常可互相转化。崩漏之主要机理为脏腑气血功能失调，冲任失固所致。治疗崩漏应按照"急则治其标，缓则治其本"的原则。根据病程新久，证型虚实等分别采取塞流、澄源、复旧三法。

宋·陈素庵论血崩谓："妇人血崩，当辨虚实。实者，清热凉血，兼补血药。虚者，升阳补阴，兼凉血药。宜服黑蒲黄散。"论经水淋漓不止谓："妇人经行，多则六七日，少则四五日，血海自净，若迟至半月或一月，尚淋漓不止，非冲任内虚，气不摄血，即风冷外感，使血滞经络，故点滴不已，久则成经漏，为虚劳、血淋等症。"清·傅青主论血崩分为七种，认为："血崩昏暗以必须于补阴之中，行止崩之法。方用固本止崩汤"；"年老血崩……方用加减当归补血汤"；"少妇血崩……治法自当以补气为主，而少佐以补血之品斯为得之，方用固气汤"；"交感血出……用引精止血汤"；"郁结血崩……用平肝开郁止血汤"；"闪跌血崩……用逐瘀止血汤"；"血海太热血崩……用清海丸"。

何任教授治崩漏，按塞流、澄源、复旧三法循序而进，但重点在塞流之必期显效。盖崩证措施不力，出血多则易致虚脱。至于澄源复旧，则血止以后之审证求因与调理善后而已，与其他病证之处理原则近似。治崩之基本方常以黑蒲黄散（炒黑蒲黄、炒阿胶、当归、川芎、炒白芍、炒生地、丹皮、炒黑荆芥，炒黑地榆、醋炒香附、棕榈炭、血余炭）为主塞流，在辨寒、热、虚、实时酌情加减，效果明显。徐灵胎所谓："崩漏必用补血大剂，而兼黑色之药，大概轻剂不能中病。"此说很有见地，验之临床，实属可信。何任教授治崩漏愈后复作或经人工流产后月经量多，其势如崩或淋漓不已者，常用补益奇经为法，每有显著之防治效果。月经过多，经期过长，淋漓不断，其病虽不尽同于崩漏，然其治方则多可通用。清·吴瑭之通补奇经丸（当归、鹿茸、潼蒺藜、小茴香、党参、杜仲、茯苓、鹿角胶、龟板、紫石英、枸杞子、补骨脂）平时据证情辨证加减，颇有效用，此亦为止血以后之澄源复旧措施。

例案：刘某，女，35岁，初诊1984年4月9日。

月经过期未行，昨日突然排红，量多色鲜，心悸倦乏，脉软苔白薄，宜先止崩。

炒黑蒲黄12克，炒黑当归6克，丹皮6克，棕榈炭12克，炒黑荆芥穗6克，生地15克，炒阿胶珠12克，血余炭9克，炒黑地榆12克，制香附9克，炒白芍12克。5剂。

上方服2剂以后，崩中已止，服完5剂则体力渐复而愈。按：黑蒲黄散中当归、川芎如未见腹痛有瘀者，当减用或不用，免再动血。

五、带下——完带汤

带下绵绵不断，量多而超过正常，有异常之色泽或气味，并有全身症状，统称带下，此为妇女常见之多发症。历代医家有"五色带"之叙述，临床以白带、黄带为常见。若有赤白带、多色杂下的带病，极应警惕恶性病变，不可就带论带。带下之病机，与脾有关，脾失健运为内在原因，其治多以健脾、升阳、除湿为主，结合证情则可配以疏肝、固肾、清热、解毒。若带下清冷如水，则当温补肾元，并重固涩。

清·傅青主论白带谓："虽无疼痛之苦，而有暗耗之害……加以脾气之虚，肝气之郁，湿气之侵，热气之遏，安得不成带下之病哉。故妇人有终年累月，下流白物，如涕如唾，不能禁止，甚则臭秽者，所谓白带也。夫白带乃湿盛而火衰，肝郁而气弱……治法宜大补脾之气，稍佐以舒肝之品，使风木不闭塞于地中……方用完带汤。"清·林羲桐论带下谓："带下，系湿热浊气，流注于带脉，连绵而下，故名带下，妇女多有之。赤带属热，因血虚而多火；白带属湿，因气虚而多痰；亦五色带下者，多六淫、七情所伤，滑泄不止，则腰痛膝酸，宜调脾肾，或用升提，或以摄固……"

何任教授治带下，宗傅青主以健脾胃稍佐舒肝为常法。盖初病多由脾虚湿盛，积久则湿郁任热，其兼痰者亦多为湿化。如单纯白带，或兼便溏足软者，均以完带汤（白术、山药、人参、白芍、车前子、苍术、甘草、陈皮、黑芥穗、柴胡）为主加减之。如湿热偏甚，带下色黄，兼有秽气则宜泻其湿热，易黄汤（山药、芡实、黄柏、车前子、白果）为基本方。据临床所见，确如傅青主所说："本方不独治黄带也，凡有带病者均可治之。"何任教授见带下量多，如脓状有秽臭，并有下腹胀堕、腰骶酸痛等类盆腔炎症状者，则常以清肝经湿热之龙胆泻肝汤获功。带下日久者，宜酌投固涩。若过用清热燥湿之品，易伤阴液，亦不可过用滋腻之药，以防滞湿。素有癥瘕而带下频仍者，必须消散其癥瘕，以正本清

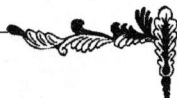

源，方能根治。

例案：陈某，女，30 岁，初诊 1978 年 8 月 4 日。

白带较多，大便溏，足跗浮肿，苔白脉濡。宜健脾除湿。党参 12 克，炙甘草 6 克，柴胡 6 克，白芍 12 克，车前子 9 克，白术 30 克，山药 30 克，炒黑荆芥穗 4 克，陈皮 6 克，苍术 6 克。6 剂。

服汤后带下明显减少，大便成形，服完 6 剂足肿亦消。本案白术、山药之用量均按傅青主原方意，各用一两，故见效颇捷。

六、妊娠恶阻——顺肝益气汤

怀孕之初，出现嗜酸厌食，倦乏思卧，进食即吐，轻者为早孕常有现象，无需治疗。倘若呕吐频作，甚则不能进食，则宜及时治疗。否则将影响孕妇健康与胎儿发育。妊娠恶阻之病机乃冲脉上逆犯胃，胃失和降所致，故治恶阻，应本着胃气以和降为顺，胎元以和降为安之义，宜以调气和中，和胃降逆，止呕安胎为主。挟痰者，则豁痰降逆；挟热者，则清热止呕。

隋·巢元方论妊娠恶阻谓："恶阻病者，心中愦闷，头眩四肢烦痛，懈惰不欲执作，恶闻食气，欲啖咸酸果实。多睡少起。世云恶食，又云恶字是也。乃至三四月以上，大剧者，不能自胜举也。此由妇人元本虚，血气不足，肾气又弱，兼当风饮冷太过，心下有痰水挟之而有娠也。经血既闭，水渍于脏，脏气不宣通，故心烦，愦闷，气逆而呕吐也。血脉不通，经络否涩，则四肢沉重。挟风则头目眩……"傅青主则谓："不知妊娠恶阻，其逆不甚，且逆是因虚而逆，非因邪而逆也。因邪而逆者，助其气则逆增。因

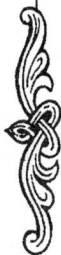

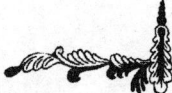

虚而逆者，补其气则逆转。况补气于补血之中，则阴足以制阳，又何虑其增逆乎。宜用顺肝益气汤。"

何任教授认为，妊娠病，治疗之原则，应着重养胎。妊娠期诸种疾病，其治均需一面治疗，一面养胎、安胎。而恶阻重剧者，尤须注意及此，顺肝益气汤（人参、当归、苏子、白术、茯苓、熟地、白芍、麦冬、陈皮、砂仁、神曲）为常用方。惟妊娠恶阻多见有形寒，故用苏梗易苏子，以黄芩易归、地，去茯苓酌加姜竹茹、姜半夏、生姜。此兼采《金匮》橘皮汤、橘皮竹茹汤意，效果尤著。

例案：沈某，女，26岁，初诊1975年8月14日。

停经三月余；脉滑，纳滞，尿意频，时有呕泛形寒，以安养和中为治：党参12克，砂仁壳2.4克，白术9克，石决明12克，苏梗6克、黄芩6克，淡竹茹9克，姜半夏6克，陈皮4.5克。3剂。

本例恶阻为中虚胃逆，以和胃、降逆、止呕、安胎，进3剂后瘥痊。

七、妊娠胎漏——所以载丸

妊娠以后，阴道下血，量不甚多，名为胎漏，亦称"漏胎"。胎漏一般无腹痛，倘有腹痛腰酸而阴道下血则为"胎动不安"，如不及时治疗，则有演进为坠胎、小产之虞。胎漏之病机主要为冲任不固，不能摄血养胎。导致冲任不固之原因有肾虚、气血虚弱、血热、虚寒、癥病等。胎漏下血之治疗原则，以止血安胎为主。亦有连续坠胎、小产数次或多次者，称为"滑胎"，即习惯性流产之谓。其病机为脾肾两亏，冲任损伤，胎元不固。亦有因气血两虚，不能摄血养胎，或血热扰动胎元所致。

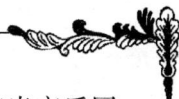

张仲景论妇人妊娠病谓："妇人有漏下者，有半产后因续下血都不绝者，有妊娠下血者，假令妊娠腹中痛，为胞阻，胶艾汤主之。"用以温摄冲任。傅青主论胎漏谓："妊妇有胎不动，腹不痛，而小便中时常有血流出者，人以为血虚胎漏也。谁知气虚不能摄血乎……治法宜补其气之不足，而泄其火之有余。则血不必止而自无不止矣。方用助气补漏汤。"

何任教授认为，胎漏或胎动不安应着重护胎气。不论胎漏之有腹痛腰坠、无腹痛腰坠，均以陈念祖所以载丸（白术、杜仲、桑寄生、人参、茯苓、大枣）为主以益气助肝肾，合张景岳泰山磐石散（人参、黄芪、当归、川断、黄芩、熟地、川芎、白芍、白术、炙甘草、砂仁、糯米）加减应用。见红多者则去川芎、当归，加陈棕炭摄止。至于滑胎，则常选用傅青主安奠二天汤（人参、熟地、白术、山药、炙甘草、杜仲、枸杞、山茱萸、扁豆）。傅青主认为："脾肾亏则带脉急，胞胎所以有下坠之状……脾为后天，肾为先天……补先后二天之脾与肾，正所以固胞胎之气与血，脾肾可不均补乎？"

例案：孔某，女，25岁，初诊：1977年5月26日。

末次月经3月17日，检尿妊娠试验阳性，漏红已第4天，腰不酸，腹不痛，排出物中有块状物。初形寒呕恶，脉右滑，左不显，以安益为治。党参12克，生甘草4.5克，白术15克，川断9克，黄芪9克，黄芩15克，桑寄生12克，砂仁壳1.5克，熟地12克，白芍12克，苎麻根60克，陈棕炭12克，糯米一匙。5剂。

复诊：因方未能续服，红未净止。腹不痛，脉濡苔薄，疲倦，仍以安益为续。党参12克，补骨脂15克，黄芪9克，

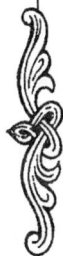

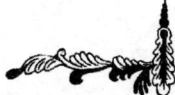

山萸肉 9 克，炒阿胶 12 克，生侧柏 9 克，陈棕炭 9 克，白术 12 克，黄芩 6 克，旱莲草 9 克，十灰丸 15 克（包煎）。7 剂。

此例胎漏，服药不及时，漏红已久，气虚冲任不固，有坠胎之虞。复诊服药后，血止胎安矣。

八、癥瘕（子宫肌瘤、卵巢囊肿）——附桂消癥汤（丸）

妇人小腹部，扪之有块，或自感胀满疼痛或无疼痛者谓之"癥瘕"，亦名"积聚"。其块坚结不散，推之不移，有形可征，痛有定处者，为"癥"，多属血病。若聚散无常，推之可移，痛无定处者，为"瘕"，多属气病。临床上，妇女的子宫肌瘤、卵巢囊肿均可归属在"癥瘕"的范围中。子宫肌瘤、卵巢囊肿是妇女常见的良性肿瘤。一般以 30～45 岁间为多见。

对于本病的发病机理，何任教授认为，尽管引起该病的因素是多方面的，但归根到底引起本病发生的主要病机是由于寒凝、气滞、血瘀。所谓寒凝，寒为阴邪，其性凝滞，侵袭人体易遏阻阳气之升发、气血之运行。妇人在经前或经期，或产后等，由于感受风寒，或过食生冷，亦可因素体阳虚而寒从内生，而致寒气客于胞宫经脉，阻滞气血运行，影响月经的正常规律，以及恶血的排净，遂致瘀积胞宫，日久形成癥瘕。如《灵枢·水胀篇》曰："石瘕生于胞中，寒气客于子门，子门闭塞，气不得通，恶血当泻不泻，衃以留止，日以益大，状如怀子，月事不以时下……"《诸病源候论》亦谓："因产后脏虚受寒，或因经水往来，取冷过度……多挟血气所成也。"气滞，气为血帅，气行则血行，气滞则血瘀。由于情志不畅，或郁抑，或悲恐不乐，或烦怒

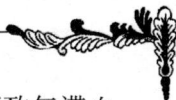

伤肝，尤其在经期、产期而引起气机的逆乱，而致气滞血瘀，滋生癥瘕、肠覃之疾。如张介宾云："或恚怒伤肝，气逆而血留；或忧思伤脾，气虚而血滞……而渐成癥矣。"血瘀是本病发生之主要环节。凡各种致病因素，如六淫之邪、七情不畅、饮食内伤、脏腑不足、冲任亏损（人工流产）等，均可影响血液的运行，而致血瘀胞脉之中，渐成斯疾。在治疗法则上，何任教授主张以行气活血并重，佐以温经通脉、散结消癥为治疗大法。在此原则上，随证加减，其基本方为：制香附9克，川楝子9克，八月札9克，丹参15克，桃仁12克，鳖甲15克，夏枯草12克，桂枝9克，藤梨根15克。

何任教授称此方为附桂消癥丸。辨证加减：气虚加黄芪15克，党参15克；血虚加阿胶珠9克，干地黄18克；月经量多加蒲黄炭9克，茜草根15克，血余炭9克；腹痛加延胡9克，五灵脂9克；白带多加白术15～30克，山药15～30克；腰酸加杜仲9克，川断9克；便艰加麻仁15克；不孕加路路通12克，枳实9克，娑罗子9克等。"附桂消癥丸（汤）"的功效与方义：附桂消癥丸（汤）具有理气活血、温经通脉、祛瘀消癥之功效。方中以制香附、川楝子、八月札，理气解郁止痛而使行气活血，此乃气行则血行之旨；丹参、桃仁、鳖甲，活血逐瘀破积之功较强，与前三味配用，共为本方之佐药。诸味合用，共奏理气活血、温经通脉、祛瘀消癥之功效。

临床上，凡子宫肌瘤、卵巢囊肿，何任教授均用"附桂消癥丸（汤）"治疗。一般无明显兼症，则将基本方制成丸剂，如绿豆大小，每日2～3次，每次9克（约100丸），用温开水吞服。连服2月为一疗程。若其他兼症较明显，则

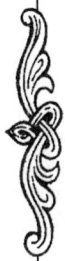

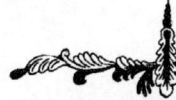

可以基本方为主，随症加味，先服汤剂，至兼症减轻或基本消失，再改用丸剂缓进。亦可汤剂与丸剂同服。若出血较多者，应先予止血，待血少或血止后，再服本方。

近几年来，何任教授运用该方治疗子宫肌瘤、卵巢囊肿者甚多，这里我们把资料比较完整的 57 例作了统计分析。

（1）临床资料：57 例均系妇科、B 超等检查确诊，不愿手术治疗而要求中医中药治疗的患者。其中子宫肌瘤 32 例，卵巢囊肿 25 例。年龄分布：30 岁以下 5 例，30～35 岁 12 例，36 岁～45 岁 38 例，46～51 岁 2 例；年龄最小 22 岁，最大 51 岁，平均年龄 38 岁。症状：肌瘤最大者 9.4cm×8.7cm×7.6cm，最小者 1.0cm×1.0cm；卵巢囊肿最大者 12cm×12cm，最小者 2.2cm×3.1cm。多发性（双侧）16 例，肌瘤伴囊肿 3 例。卵巢囊肿中，有 4 例手术后复发，有 3 例不孕。月经失调 32 例，其中 26 例量多、夹血块，6 例量少。25 例月经周期提前，17 例延迟。白带增多 12 人。9 例有大便或小便不畅的压迫症状。27 例有痛经史，20 例有人流史。病程最长 4 年，最短 1 年。

（2）治疗方法与疗程。治疗方法：无明显兼症，以"附桂消癥丸"，每日 2～3 次，每次 9 克，温开水吞服。若兼症明显者，先以本方加味煎成汤剂调服，或汤剂与丸剂同进，至症状明显改善，则服丸剂。疗程：连服 2 个月为一疗程。一般 1～3 个疗程。

（3）疗效标准

①痊愈：肌瘤或囊肿消失，子宫恢复正常大小，或稍大质软，月经周期规律，经量正常，腹痛、腹胀等症状消失。

②显效：肌瘤或囊肿较前明显缩小，月经周期及经量基本正常，其他症状基本消失或明显改善。

③有效：肌瘤或囊肿较前缩小，月经周期及经量有改善，其他症状有明显改善。

④无效：肌瘤或囊肿大小无改变。

（4）治疗结果

病　　种	例数（57）	痊　　愈	显　　效	有　　效	无　　效	有效率
子宫肌瘤	32	14 例 43.75%	8 例 25%	8 例 25%	2 例 6.25%	30 例 93.75%
卵巢囊肿	25	14 例 56%	3 例 12%	5 例 20%	3 例 12%	22 例 88%

上述总有效率为 91.23%，其中服药时间，最短 50 天，最长为 2 年。

（5）病案举例

例一：子宫肌瘤案

黄某，女，34 岁，医师。1989 年 8 月 29 日初诊。

患者生有一子，人流二次（后上环）。经行量多，淋漓 10 天，小腹有牵掣痛。1989 年 8 月 2 日省妇保院检查，子宫增大如妊娠 50^+ 天，前壁可触及包块。B 超检查示：子宫前壁粘膜下肌瘤 5cm×5cm 大小。建议手术治疗。患者不愿接受而请何任教授诊治。先予附桂消癥丸加茜草根、蒲黄炭、延胡煎汤服 7 剂。

9 月 20 日复诊：上药 7 剂后，腹痛减轻，自感有效而连服 21 剂，腹痛解。逐予丸剂进。

1990 年 2 月 15 日 B 超复检，示肌瘤明显缩小，2.5cm×2.4cm。再服，至 1990 年 5 月 10 日 B 超检查，子宫正常大小，肌瘤消失。月事正常，病告痊愈。

例二：卵巢囊肿

范某，女，38岁，干部，1990年10月24日初诊。

范氏于1990年3月因患左卵巢囊肿7.1cm×6.4cm大，在省人民医院作手术治疗。三个月后复发右卵巢囊肿，3.3cm×3.0cm。至求诊时已增大为6.4cm×4.7cm。平卧时能摸及包块，少腹胀滞，大便及溲不畅，精神紧张，不愿再次手术。何任教授予汤剂、丸剂并进。连服一月，体征消失，自感包块缩小，改用丸剂续进三月。

1991年2月6日B超复检：右卵巢囊肿消失，正常大小。1992年10月体检复查正常。

九、脏躁——甘麦大枣汤

妇女情志不宁，变幻不定，无故悲伤哭泣，或喜笑无常，不能自制，频作呵欠，谓之"脏躁"。发生于妊娠期者，则称"孕悲"；发生于产后者，则名"产后脏躁"，其证大致相同。其病机主要为阴血亏耗，五脏失于濡养，五志之火内动，尤以心肝火旺为主。心肝之阴不足，则神不守也。其因多为情志内伤引发。

张仲景首论本病，谓"妇人脏躁，喜悲伤欲哭，像如神灵所作，数欠伸，甘麦大枣汤主之。"张氏立方系据《灵枢·本神》所谓："肝藏血，血舍魂，肝气虚则恐，实则怒"；"心主脉，脉舍神，心气虚则悲，实则笑不休"。

何任教授治妇女脏躁，案例甚多，自青年至老妇几均有之。认为主要系原本血虚，复受七情所伤者最多。40～55岁妇女，值更年期时亦多有脏躁之征象，均可结合而治。沈金鳌论妇女发病："妇女之病，难治于男子数倍也……妇女之病，多由伤血……系恋爱憎，入之深著之固，情不自抑，不知解脱。由阴凝之气，郁结专滞，一时不得离散……故其

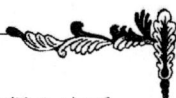

为病根深也。"虽然如此，但脏躁之治，还是可以得心应手的。主方当为甘麦大枣汤（甘草、小麦、大枣），偏有郁滞阳证厥逆者，配合四逆散（柴胡、芍药、甘草、枳实）；偏于热郁，或阴虚有热者，配合百合地黄汤（百合、地黄）。虽然药物简单，药性平和，但收效颇为理想。

例案：沈某，女，40岁，1974年3月31日初诊。

脏躁烦恚，郁闷失眠，原于焦急，带下频仍，纳滞。拟补益心脾，调肝缓急为治。

炙甘草6克，淮小麦30克，白术15克，怀山药30克枳实6克，白芍9克，柴胡4.5克，焦枣仁12克，大枣15克。7剂。

二诊：服上方7帖后，郁闷已解，睡眠安好，自感舒适，以完带法为续。

党参9克，甘草4.5克，柴胡4.5克，炒白芍9克，车前子9克，苍术6克，炒荆芥4.5克，怀山药30克，陈皮6克，焦枣仁12克，白术30克。6剂。

本案为脏躁兼脾虚带下。初诊先治脏躁，以甘麦大枣汤、养心气、安脏气，甘缓之品以润脏躁，治血虚内火；以四逆散解郁结、调肝气，缓和急迫。服药以后，诸症明显缓解，自感舒适，故改为完带法续治脾虚带下。

十、更年期综合征的三种证型辨治

妇女年事渐高，值四十八九岁前后，"七七"之年，就会出现月经闭绝。此即《内经》所谓："七七任脉虚，太冲脉衰少，天癸竭，地道不通，故形坏而无子。"在经绝的一二年中一般称为更年期。于更年期之妇女，有些人并无何种异常；有些人则出现烦躁，易怒，心悸，失眠，自汗，面

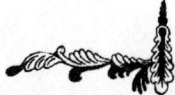

红，腰肢酸乏，头眩耳鸣，月经闭止或月经紊乱，饮食减少。特别是烦恚郁悒等精神不安更为多见。此为"更年期综合征"或称"更年期证候群"。其症状可以延续数月乃至一二年之久。常影响工作和情绪，或减弱体力。

更年期综合征之形成，多为阴血亏耗，阴阳失调，总以肾之虚乏或心肝火旺并痰火交炽为常见。大体可作如下辨证：

一为肾阴虚者，值经断之年，肾气渐衰，冲任亏损，阴血不足。复以平时劳心过度，营阴暗耗，则肾阴更亏，阳失潜藏。其症多见经行周期紊乱，经量或多或少，头眩头疼烦热，忧郁易怒，失眠心悸，腰酸口干，苔薄舌质红，脉多细数。何任教授对此种类型，常以知柏地黄丸合逍遥散加减投之，症状减轻稳好后，再予六味地黄丸合甘麦大枣汤续服，以巩固之。

二为肾阳虚者，七七之期，冲任亏虚，肾气不足，倘素体阳虚者，值此期间，不能温煦他脏，乃致肾阳虚而阴阳失调。其兼症往往经行量多，经色较淡，平时带下清稀，肢体畏寒，精神萎靡沉郁，腰软无力，头目眩晕，尿多便溏，苔白舌质淡，脉沉弱。何任教授对此种类型者，常以金匮肾气丸酌加枸杞子、补骨脂、淡苁蓉等合甘麦大枣汤投治，常有较好效果。

三为心肝火旺，阴血不足，复有痰火交炽者。常见易怒多烦，坐卧不宁，多梦易惊，口干咽燥，尿黄便坚。月经或闭而不行，或行而紊乱。舌红苔黄，脉弦数或滑。遇此类型，何任教授常以温胆汤合百合地黄汤加知母、黄柏、淮小麦、红枣治之，颇能应手。

对更年期综合征，虽于临诊时常作如上之辨证分型，但本人亦不尽拘泥于此。所见甚多者，自经绝期妇女乃致经绝

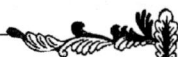

后数年之妇人亦往往有类似之证候。而其见症较上述者为轻，但突出者为精神不安，情绪不宁，烦躁易怒而已。此主要为原本血虚，水亏木旺，复以受七情所伤最为常见。沈金鳌论妇人杂病谓："妇人之病，难治于男子数倍也……妇女之病，多由伤血……系恋爱憎，人之深、著之固，情不自抑，不知解脱。由阴凝之气，郁结专滞，一时不得离散……故其为病，根深也。"此论对进一步认识妇女杂病，特别以之观察分析更年期综合征，颇能得到启示。何老于临诊数十年中，除症状明显较重，按上述辨证分型处理外，倘介于两型之间之轻症，且舌脉并无明显改变者，亦常以《金匮要略》甘麦大枣汤为主治之。偏阳证郁滞者，配合四逆散；偏于阴虚有热者，配以百合地黄汤。药物简单，性能和平，既有显效，又不伤正。颇可推广，洵为理想之治疗方药。

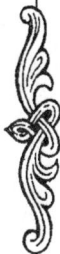

疑难杂病证治

一、重症颅脑外伤致瘫治疗纪实

这是几年前一位遭到意外事故重伤致瘫军人的父亲以绝望的心情邀请中西医治疗而获得痊愈的案例。这位病人早已恢复了工作，已为四化建设服务。他的父亲（某师范学校工作）将他的全部病历复制给何任教授以作纪念。由于资料比较完整，故曰"纪实"。

黄某，男，年龄24岁，1982年4月5日初诊。患者3月11日被自行车撞倒，当即昏迷，急送某医院，出现脑疝，

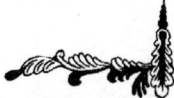

当即行开颅检查，发现硬膜下血肿，因筛状窦破裂，手术止血，手术后24天神志清醒，但右侧肢体偏瘫，常有发烧（T38℃左右）转入本院。诊断为：重度颅脑外伤术后。1982年4月27日出院记录：患者因车祸致颅脑外伤，经某医院手术后意识逐渐清醒，但右侧肢体瘫痪，时有中度发热，各种抗生素治疗效果差。建议继续用抗癫痫药，肢体功能锻炼及用神经营养药。随访6个月后作颅骨成形术。

1982年8月19日又去上海某医院脑外科检查，右侧偏瘫，右手肌力Ⅱ度，作体疗。1982年8月21日又去上海某医院检查，给予一般神经营养药。1982年11月29日又去上海某医院：右侧顶部有颅骨缺损10cm×8cm，压力不高，右侧偏瘫。之后又经苏州等地诊治。

1983年10月14日某医院作脑电图见"中央区慢波"。1984年11月13日又于某医院查脑电图，为异常脑电图（左中央区棘波又复出现）脑血流，脑抗血偏低。继续服抗癫痫药，大便秘结服大黄苏打、果导片等。

1985年11月15日入某医院脑外科，作颅骨修补手术，手术情况良好。术后无癫痫及其他症状（有机玻璃成形修补），1985年12月6日出院。之后因服苯妥英钠已久，改服硝基安定，每天1片，以防癫痫。

1986年2月4日经病人父亲来约何任教授治疗瘫痪及言语障碍。何老认为此为外伤术后，元气大伤，半身不遂语謇便闭，自当补养元气，活血通络。拟方为：生黄芪60克，归尾9克，赤芍9克，地龙12克，川芎9克，桃仁15克，红花12克。10剂。之后又半个月，其父等3人扶持病人来复诊。案如下：黄某，男，27岁，军人。1986年3月1日初诊。以重度颅脑外伤而致偏瘫，言语欠清，对答迟钝，活

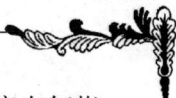

动需人扶持以行，略见气促，针刺右手指辨不清痛在何指，舌淡苔白，脉缓无力，脑电图异常。处方：生黄芪40克，当归15克，川芎15克，桃仁15克，赤芍15克，红花9克，地龙18克，炒天虫12克，桑寄生12克，枳实9克，麻仁9克。10剂。之后4月22日又按原方服20剂。

1986年5月27日复诊：4月22日方服21帖后，再作脑电图检查，已属正常，肢体活动较好，唯有大拇指单独屈伸尚存困难而已，仍循原方意以期巩固。生黄芪40克，当归12克，川芎12克，桃仁15克，赤芍15克，红花9克，桑寄生12克，地龙18克，炒天虫12克，钩藤9克，枳实9克，桑枝9克，麻仁9克。20剂。之后又续服此方。自从1986年2月4日开始服中药，至1986年8月份止，共服中药99剂。偏瘫之右半身功能逐渐恢复，已近正常。于某医院再作脑电图，亦是正常脑电图。

接1986年8月22日黄某父亲来信说："黄某已在当地教育单位工作，重新走上了工作岗位，在为"四化"出力了。他在假期中，随我同去北京旅游，为期10天，在北京期间，除右手外，其余基本正常。还上了长城八达岭，去了香山、颐和园、故宫、天坛等名胜古迹，都是自己活动，我们只在旁照料一下。说明右脚恢复良好，右手恢复仍是重点，看来要长期作战了。语言方面，感到比以前话多了，复述能力也较强了……"信中除表示谢意外，还要求再给他一些服用方便的成药，以期全部恢复。接信后，何任教授介绍他服东北出产的"脑得生片"中成药，此药疏通经络而不伤正气。治疗到此结束。

本病例的治疗，初取效于医院的开颅急处理，经约1个月而病人方苏醒。又给些预防癫痫及神经营养药。尔后又作

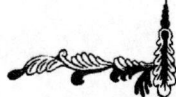

有机玻璃成形修补缺损颅骨之手术。

中医治疗则自 1986 年 2 月 4 日开始，主要是治其半身不遂，言语障碍。初时按王清任所谓元气分布周身，左右各得其半之理，给予补阳还五汤原方投治，以后略事调整药味，但总不离该方为主。王清任原方加减法认为初得半身不遂，依本方加防风 3 克，服四五剂后去之。而本例由何老接治时，已是开颅 3 年以后，故不加防风。综观此例之治疗并没什么特殊之处，但说明这类重症颅脑伤后遗症，能基于中医理法诊治，不到半年就基本康复，重新工作。何老还用补阳还五汤治小儿麻痹后遗症及颜面神经麻痹，也疗效颇佳。

二、癫痫证治

1. 证治要义

痫，亦称癫痫，为一种发作性神志异常之疾病。通常治痫证，在发作时，多采豁痰宣窍，熄风定痫。平时则以培补脾肾为主。临诊常以此为治疗准则。然痫之发作常突然而起，故何老认为不可将痫证发作之治与平时之治截然分开，总应整体统盘议治。本证除波及肝、脾、肾外，亦不宜忽视心，故宁神清心亦为不可或缺乏治痫重要着眼处。清人林珮琴所说："痫证，肝、胆、心、肾病"，此之谓也。古人分痫证虽有五痫之说，然其要则在火与痰通治。发作愈后，断根颇难。但能使发作间距逐渐拉长，诚然是有益于患者的。何老治痫证常用《金匮要略》风引汤、桂枝龙骨牡蛎汤加味，以及缪仲淳《先醒斋广笔记》补心宁志丸方，三者均有一定疗效。

2. 医案 3 则

（1）蔡某，男，25 岁，1978 年 9 月 6 日初诊。

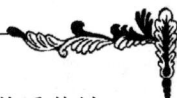

患痫证已 9 年，多方医治未能控制，每日服苯妥英钠，但仍每隔 20 天发作 1 次，发时大叫一声，然后昏倒，口吐白沫，抽搐。乃配补心宁志丸。方为：天竺黄（另碎研细）15 克，沉香 9 克，天冬 60 克，白芍 90 克，茯神 120 克，远志肉（蒸熟）60 克，麦冬 60 克（去心），炙甘草 18 克，旋覆花 45 克，苏子 30 克，制香附 90 克，姜半夏 30 克，皂角荚（去黑皮、去子炒酥）60 克，怀山药适量研粉糊丸。以上药研细末为丸，朱砂为衣。每服 9 克。

10 月 12 日复诊：来信述服药后，痫证一直未发作过。复信按上方续配一料续服。11 月 7 日三诊：来信述前药共服用 2 料，病至今未发，也未见副作用。复信再续服 2 料，以期巩固。

【按】本例痫证，用补心宁志丸原方，全方理气、化痰、镇静，多方面照顾到，故痫证得以控制而疗效巩固。

（2）方某，男 33 岁，1983 年 3 月 22 初诊。

今年 2 月 2 日突然发作抽搐，继则神志不清，口吐白沫，五六天后始苏醒，但不知身在何处，心悸头昏，夜有盗汗，不寐，肝区作痛，胃纳一般，苔根黑垢，脉濡而涩，予宁心为治（某医院诊断为癫痫症）。处方：丹参 12 克，茯神 12 克，炙甘草 9 克，淮小麦 30 克，石菖蒲 4.5 克，桂枝 4.5 克，煅龙骨 9 克，煅牡蛎 9 克，陈胆星 4.5 克，生铁落 60 克，大枣 7 枚。5 剂。

4 月 3 日复诊，上方服 10 剂后，盗汗解，能入寐，神志亦平稳，至今未发作，纳佳便调。唯感脘腹胀，苔根黑转灰。原方加减：丹参 12 克，炙甘草 9 克，淮小麦 30 克，降香 3 克，神曲 12 克，鸡内金 9 克，茯神 12 克，石菖蒲 4.5 克，玫瑰花 4.5 克，大枣 3 枚。7 剂。

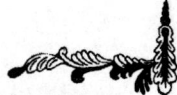

4月17日三诊，4月3日方又服14剂，眠已安，神志平静，腹胀已解，灰苔亦除，再续下方：丹参12克，北沙参9克，炙甘草9克，淮小麦30克，降香3克，神曲12克，茯神12克，石菖蒲4.5克，大枣5枚。7剂。

【按】患者从起病到就诊，为时虽仅一个半月，但痫厥之作五六日始苏，可见其病程虽短而病情实凶，可谓危重之证。据脉症所现，属虚实夹杂之候。心悸失眠，头昏盗汗，乃心血不足，血不养心所致；血虚肝失所养，肝失疏泄，故肝区作痛；血虚化风，气郁挟痰，上蒙清窍，故抽搐神昏，口吐白沫。初诊以甘麦大枣汤、桂枝龙牡汤加生铁落以滋养镇摄，加胆星、菖蒲、丹参、茯神以涤痰宁心。此方治虚不碍实，去实不妨虚，寓疏化于镇摄滋养之中。10剂而痫证控制，余证亦有好转。续方去桂枝、龙、牡之镇摄，加神曲、鸡内金之疏化，降香之芳香降浊，以解其腹胀。用药与病机相合，故见效甚速。

（3）朱某，男，36岁，1981年11月16日初诊。

癫痫已久，每周发作二三次。发作时神志不清，痰鸣，手足搐动，片刻而苏，影响工作。脉弦，苔厚，宜平痫为主。

紫石英18克，寒水石18克，滑石18克，赤石脂18克，生石膏18克，大黄9克，干姜9克，龙骨18克，桂枝9克，牡蛎12克，石菖蒲9克，甘草12克。

上药各研粗末，和匀再研，贮藏。每晚临睡时各服6克（或煎服，量略多）。

服药1剂未尽，癫痫旬余未作，病者家属皆欣喜不已，又续配1剂进服。

【按】风引汤出《金匮要略·中风历节病》篇。所谓风

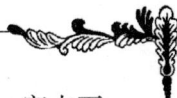

引指风痫掣引，故风引汤常用治癫痫。方中石膏、寒水石、滑石、赤石脂、紫石英清热重镇熄风，大黄泄热祛瘀，龙、牡潜降，干姜和中，桂枝祛风，寓热于寒，则能和胃而祛散风火，菖蒲豁痰利窍，甘草和中。药后则见癫痫发作明显延长，可见风引汤是临床上用治癫痫一张值得研究的处方。

三、急性泛植物神经感染所致直立性 低血压病的证治

患者沈某，男，33 岁，杭州某设计院职工。1995 年 2 月 15 日初诊。

上午，父亲何任教授和我在门诊工作时，患者由其家属搀扶前来就诊。一进门，便躺在诊察床上，自诉直立时经常要晕倒，全身酸痛乏力，睡眠不佳。追溯发病原因，谓 1991 年 7 月 19 日中午喝过 3 杯啤酒后即感胃部不舒服，后连续二昼夜吃不下饭，睡不着觉。曾服过泰胃美、吗丁啉颠茄合剂，胃部虽舒，但一坐起来或站起来即感头晕，浑身乏力，并眼睛充血，视物模糊，大便四五天未解。眼科检查谓两眼瞳孔散大，对光反应消失。上厕所时晕倒 2 次。经检查发现病人血压随体位改变而变化。住院期间曾作过脑部 CT、核磁共振、心超、心电图、动态心电图、肾肝胆脾胰 B 超、血常规、尿常规、胸透、大便常规、胰岛素测定、尿比重测定、血糖、肌电图等检查，除脑脊液中蛋白含量偏高外，其余项目均无异常。某医科大学附属医院根据病人有瞳孔散大、无汗、口干、尿多、手足发麻、阳痿、直立性低血压等，诊为急性泛植物神经感染（单纯累及植物神经）所致的直立性低血压病。先后用激素、神经生长因子、维生素 B_{12} 等药治疗，某些症状有所缓解，但直立性低血压毫无

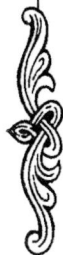

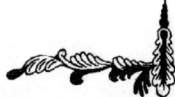

改变。测血压：卧位 16.0/10.0kPa，坐位 10.0/6.0kPa、站位 6.0/1.33kPa。病人神情委顿，懊侬低头少语，并伴呕恶、干咳、腰酸、阳痿、无汗、口干、尿多、手脚发麻、身体消瘦（自诉发病后体重减轻 15kg）。舌苔薄白，脉濡软。诊为本虚，先治以补肾、益心、润肺。处方：

淡豆豉 12 克，焦山栀 9 克，百合 15 克，干地黄 18 克，茯神 15 克，丹皮 9 克，泽泻 9 克，山药 15 克，山萸肉 9 克，炙甘草 9 克，淮小麦 50 克，红枣 30 克。7 剂。

2 月 22 日复诊：药后手足麻、腰背酸楚、干咳、呕恶以及瘿差均有明显减轻，萎顿之形虽有改善但未尽除。拟原法酌加益气血为治，处方：

党参 15 克，炙甘草 9 克，白术 15 克，茯苓神（各）15 克，当归 15 克，川芎 9 克，赤白芍（各）12 克，生熟地（各）15 克，焦枣仁 15 克，百合 15 克，淮小麦 50 克，红枣 30 克。14 剂。

药后夜瘿已安，已能直立一段时间，但不够持久。此后，又以上方为主分别加黄芪 30 克，红花 5 克，平地木 15 克，制黄精 30 克，制首乌 15 克益气补肾、活血解毒。同时根据不同兼症灵活化裁，如有咳喘加百部 20 克，姜半夏 9 克，蒸紫菀 9 克；大便溏加芡实 15 克，石榴皮 9 克等，又服药 5 个月左右。病人体力渐复，能直立行走 1 公里左右，并常作跑步锻炼，能独自到医院就诊，瞳孔大小已恢复正常，腰背部已有汗，口干、尿多亦减轻，手足发麻进一步改善。

1995 年 8 月 2 日，病人入夏以来汗出不畅，尿偏少。改拟益气血参温通为治。处方：

党参 30 克，黄芪 40 克，北秫米 15 克，广木香 9 克，

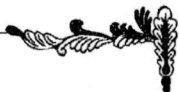

淡豆豉 15 克，桂枝 9 克，姜半夏 9 克，生甘草 9 克，红枣
30 克，肉桂（研末）3 克，神曲 9 克。

上方据症化裁，服 3 个月左右。患者口服强的松已从
第 1 次就诊时 1 日 30mg 降为 7.5mg，阳痿已愈，诸症进
一步改善。11 月 8 日测血压：卧位 17.1 / 9.86kPa，坐位
12.3 / 8.53kPa，站位 10.01 / 6.93kPa。患者日常生活能自理，
并能和健康人一样骑自行车或步行外出，目前病人尚在服药
治疗中。

【讨论】急性泛植物神经感染所致的直立性低血压病是
一种极为罕见的疾病。某医科大学一位专家介绍说："该病
极为罕见，据日本报道全世界迄今发现 20 例，我国国内只
见 1 例报道。该病恢复期很长，少则二三个月，多则数年，
无特效药。"从该病表现出直立性低血压、瞳孔散大、手脚
发麻、阳痿、尿多等六大症状分析，其病本，当属于阳气
亏虚。由于病人初诊表现为心神不宁为主，故先以百合地黄
汤、甘麦大枣汤化裁治疗。复诊时即转为用八珍汤补益气
血。此后，则逐渐加入黄芪、生晒参增加补气力量，同时又
配以红花活血，桂枝、肉桂温阳，以鼓舞元气。因此，病人
的临床症状稳步得到改善，口服强的松也大幅度地得以减
量。虽然，直立性低血压尚未恢复到正常水平，但是益气温
阳活血在该病中的应用是值得深入探讨的。

四、多寐的五种证型论治

多寐症在临床上往往与其他症状同时出现，亦有其他症
状不显著，而嗜睡思寐明显者。论及多寐的病理，《灵枢》
多从"卫气久留于阴而不行"立说，后世医家认为多寐属于
湿盛、脾困、胆实者较为多见，而虚弱或虚中夹实的亦不

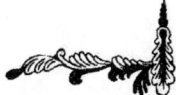

少。兹就临床常见的各种多寐证，分述如下：

（1）湿盛多寐：常见于雨湿较久之时，或江南梅雨湿盛之季。症见嗜睡倦怠，胸闷身重，胃纳不开，舌苔白腻，脉缓。治以祛湿为主。处方以平胃散加减，湿重者加佩兰、薏苡仁、豆卷，有痰者，可酌加半夏、南星。

（2）脾困多寐：常于食后困倦欲睡，为脾胃虚弱运化迟缓所致，并见心神昏浊，不能自主，舌苔脉象一般多属正常。治以醒脾为主。处方以六君子汤加砂仁、神曲、谷芽、麦芽等。若心神昏冒显著，可酌加石菖蒲，以清心神。

（3）胆实多寐：主症为多寐口苦，为少阳经热所致。治疗上，对单纯的口苦多寐，可用生枣仁30克，研末，每次服3～6克；若见头晕目眩、胸胁闷胀、便秘、小便赤涩等症，则宜清肝胆实火，可用当归龙荟丸、龙胆泻肝汤加减。

（4）气虚多寐：气虚多寐，往往见精神疲惫，四肢懈懒，嗜眠，亦常见于长夏之时，因中气虚弱，并伤于暑，脉象多缓。治宜清暑益气。处方以人参益气汤或清暑益气汤加减。若此症见于秋令，兼有轻度恶寒、胃纳不开者，则不仅脾胃气虚，肺气亦弱，故阳气不升。治宜升阳益胃汤加减。

（5）病后多寐：一般有两种情况。

①余邪未清多寐：时病以后，余邪未清，正气未复，症见身热而好眠。治以清余邪，益正气为主。处方可宗沈氏葳蕤汤加减。

②阳气衰弱多寐：往往见于高年患者病后，症见精神倦怠，嗜寐，食少，易汗，畏寒肢冷，脉弱。治以温阳益气为主。处方宜理中汤或补中益气汤加减。

病后多寐，除了上述两种情况属于病态的多寐外，热病、时病愈后，在正常情况下，津液逐渐恢复，亦有睡眠较

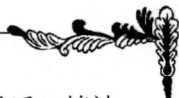

多的情况出现，这种寐眠是酣恬的睡眠，当其睡觉后，精神舒畅，精神清爽，应与病态的多寐有所区分。

以上所论，均为临床上常见的以嗜卧为主的多寐证治。至于其他病症伴有的多寐，则应另当别论。

五、神志病证治

医学上通常所说的"神志"，一般是指人对环境和自身的识别能力和清晰程度。正常人在清醒时，意识是清楚的，因而能正确地识别时间、地点和人物，能对环境刺激作出相应的反应。如果神志不清楚，有病，对环境和自身缺乏正确的识别，也就缺乏相应的反应。本文说的"神志病"，一般是指属于精神科的某些疾病。

何任教授常用张仲景《金匮要略》方和《伤寒论》方治疗某些神志病，较有效验。特选三例，介绍如下：

1. 精神分裂症用四逆散

徐某，女，32岁，临平人。1984年11月22日初诊。

患者因其夫工作单位迁徙外地，两地分居而发病，症见面色苍黄，终日默默不语，精神恍惚，悲忧易哭，烦悉，彻夜不寐，纳滞，当地医院诊为精神分裂症。苔黄根腻，脉弦细，宜疏理开郁养心安神。

柴胡9克　枳实12克　白芍12克　生甘草9克　淮小麦30克　茯神12克　枣仁9克　郁金9克　红枣9克　七剂。

复诊：1984年12月2日。

11月22日药后，自感诸证有所好转，面色苍黄，烦悉，夜寐不眠，饮食无味，苔白腻，脉弦细，续原方旨进，并嘱其停服西药泰尔登。

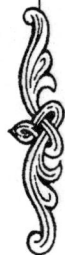

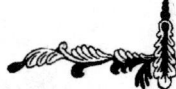

柴胡 9 克　枳实 12 克　白芍 12 克　生甘草 9 克　淮小麦 30 克　生山栀 9 克　淡豆豉 12 克　焦枣仁 12 克　郁金 9 克　夜交藤 12 克　红枣 9 克　逍遥散 30 克（包煎）七剂。

三诊：1984 年 12 月 9 日。

面色转正，夜寐转安，但易苏醒，胃纳亦佳，苔中尚白腻，脉长，原方加味。

柴胡 9 克　枳实 32 克　白芍 12 克　生甘草 9 克　淮小麦 30 克　生山栀 9 克　淡豆豉 12 克　焦枣仁 12 克　郁金 9 克　夜交藤 12 克　红枣 9 克　冬瓜皮 12 克　逍遥散 30 克（包煎）　七剂。

四诊：1984 年 12 月 16 日。

9 日方服后，神宁心安志清，夜寐已可六七小时，纳食尚欠有味，苔白脉长，原方加减。

柴胡 9 克　枳实 12 克　白芍 12 克　生甘草 9 克　淮小麦 30 克　生山栀 9 克　淡豆豉 12 克　焦枣仁 12 克　郁金 9 克　夜交藤 12 克　红枣 9 克　冬瓜皮 12 克　炒谷芽 15 克　七剂。

五诊：1984 年 12 月 24 日。

神宁心安志静，寐安情绪开朗，纳食渐旺便调，苔白脉平，仍宜原旨进出。

柴胡 9 克　枳实 12 克　白芍 12 克　生甘草 9 克　生地 15 克　当归 9 克　麦冬 12 克　百合 9 克　夜交藤 15 克　焦枣仁 15 克　丹参 12 克　合欢花 6 克　七剂。

六诊：1985 年 1 月 7 日。

证情稳好，宜原方进。

【按】此精神分裂症患者所表现的症状属于中医"郁

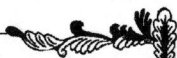

证"、"失眠"的范畴。《丹溪心法·六郁》云："血气冲和，百病不生；一有怫郁，诸病生焉。故人身诸病，多生于郁。"《景岳全书·郁证》云："……至若情志之郁，则总乎于心，此因郁而病也。"此患者由于情志不遂，肝气怫郁，抑脾伤心，营阴渐耗，脾失健运，心失所养，神失所藏以致出现默默不语，悲忧善哭，烦恚不眠，纳滞等系列症状。遵《素问·六元正纪大论篇》"木郁达之"的原则，主以仲景之四逆散合甘麦大枣汤疏肝理气，养心安神。复诊时诸证瘥减，惟烦恚依然，考虑清疏之力欠强，故于原方基础上加清热除烦之栀子豉汤，更以疏肝解郁之逍遥散30克包煎其中，故三诊时证情大有起色。五诊时诸证悉解，原方去逍遥散、栀子豉汤意在"中病即止"，勿使栀子等苦寒化燥伤阴，易以百合地黄汤并麦冬、当归等是为增强润养清心、益气安神而设，方中疏解与润养之品并用，是巩固疗效比较理想的善后处理方法。

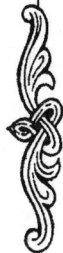

在整个辨证施治过程中有二点不可忽视。一是注意证与治相互统一。有些医生一见到精神分裂症，不加仔细辨证，即滥投重镇平潜之石药，其实证情不同用药也应有别，该患者尽管有较重的失眠症状，但脉无数象；心虽烦但未至狂躁，故仅在疏肝解郁剂中加了一味苦寒清热的栀子，同样收到桴鼓之效，说明"轻可去实"，重在对证。二是注意守方，只要辨证准确，就不要随意易方。本例前后六诊仅个别药物因病情稍作变化之外，基本上为四逆散、甘麦大枣汤、百合地黄汤的合方。假如过多更方变药就会直接影响疗效。

2. 精神分裂症用百合地黄汤等治

徐某，女，30岁，工人，1982年10月24日初诊。因家庭不和，工作不顺，郁闷已久。近月复受外感，身热头

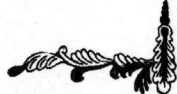

痛。愈后不久，始则烦躁易怒，精神不宁，继则沉默少言，不能睡眠，行动懒乏，似寒无寒，似热无热，衣衫不整，夜不合目，小便黄赤，口苦苔腻，脉微数。诊为百合病（某医院诊断为精神分裂症）。予滋阴、清热、安神、清心。处方：百合 15 克，生地黄 18 克，炙甘草 9 克，淮小麦 30 克，红枣 20 克，淡豆豉 9 克，焦山栀 9 克。5 剂。

二诊：上方服 5 剂后，烦躁减轻，夜寐渐安。又续服 5 剂，诸症再见减轻，情绪趋于宁静。处方基本按初诊处方，又续服 20 余剂，诸症减而稳定巩固。已能自行整理衣着，每夜睡眠亦可六七小时。

【按】本例精神分裂症相当于中医百合病、脏躁。《金匮要略·百合狐惑阴阳毒病》篇中所指的百合病，为七情郁结，或热病之后心肺阴虚而生内热所致。往往见于热病余邪未清。此其一。再是常见阴不足，阳有余者，则神情不宁，沉默少言，不行、不寐，饮食或有美时或有不欲闻食臭者。似热无热，似寒无寒。均为恍惚来去不可为凭之象。而惟口苦，小便赤，脉微数为其可据之证象。此为热病以后，心肺阴伤。亦可因于情志所伤，液耗而热。此仲景指出百合病之症状有"如有神灵者"。

再是仲景于《金匮要略》妇人杂病篇中，有"妇人脏躁，喜悲伤欲哭，象如神灵所作"。此与上节百合病者，均有"如神灵"的描述。实则百合病与脏躁都有神志不宁、神魂不定的症状表现。可见"如神灵者"，是心不能主神明。为一种神志疾病，或失志，或癫狂，成为精神失常一类疾病。

百合病是神形俱病。神志郁结，久而化火，内灼阴液，阴液有损不能濡养脏腑，神无所归，乃出现神志不宁，语言不准，行动感觉异常等失调现象。如幻想、幻觉、思维障碍

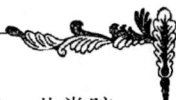

等。间或有出现兴奋、躁动，喜、怒、悲、伤无常，此类脏躁是也。何老常见两者往往同时兼而有之，故以百合地黄汤与甘麦大枣汤合用以治多种神志病，都有明显之效用。

视证情，常亦在百合地黄汤、甘麦大枣汤两方之外，更合栀子豉汤者。栀子豉汤见于《金匮要略·呕吐哕下利病》篇，原治"下利后，更烦"。这种烦是"按之心下濡，为虚烦"。仲景于《伤寒论》76、77、78、81条，以及221、228、375等条，也用栀子豉汤，其见证中有："虚烦"，"下之，而烦热"，"大下之后，身热不去"，"心愦愦"，"烦躁不得眠"，"心中懊侬"等的记载。可见以栀子苦寒泻火、清热除烦，豆豉轻散透热，二药为伍，即达清热除烦之功效。三方合用，对百合病之阴伤有热者，实为有效之剂。且无任何副作用，何老临诊试验甚多病例，恒喜用之。

3. 癔病用四逆散和甘麦大枣汤等治

张某，女，38岁，教师，1981年10月5日初诊。由于工作劳累已久，时有失眠、头痛。后又因受刺激，心情不舒，常郁郁寡欢，少言语，常以小事哭闹，兴奋以后头痛气促，频作呵欠，心烦倦乏，胃部隐痛。发作时手足冷，闭目如睡，舌质微红，脉弦细。诊为脏躁（曾住院，诊为癔病）。予开郁滋清。处方：柴胡9克，枳实9克，白芍12克，炙甘草9克，百合15克，干地黄15克，淮小麦30克，红枣18克。5剂。

二诊：上方服5剂，烦躁轻，胃部舒，已不痛。再照原方续服10余剂。较长时间稳定，而未复作。

【按】用百合地黄汤合甘麦大枣汤外，又加入四逆散。四逆散见于《伤寒论》第318条"少阴病，四逆，其人或咳，或悸，或小便不利，或腹中痛，或泄利下重者"，本方

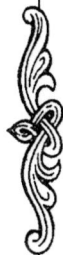

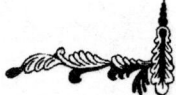

主之。何任教授以为本方疏肝和胃、透达郁阳颇效。该病人既有脏躁症状，又见肝胃气滞，又有四肢不温而舌微红之阳郁热厥之轻症出现，故以四逆散作汤剂投与。盖此方用药，以枳实之苦、甘草之甘，以泄里热。芍药之酸，以收阴气。柴胡之苦，以发表热。亦《内经》所谓：热淫于内，佐以甘苦，以酸收之，以苦发之之意。

何任教授认为：仲景书用治神志类病之方药颇多，均随证而施。如柴胡汤、承气汤、桃核承气汤、酸枣仁汤、桂枝龙骨牡蛎汤、抵当汤等等。只要证候需要，辨证准确，均可投之。

六、席汉综合征论治

席汉综合征是一种内分泌病，由于产后大出血，供应脑垂体的血管痉挛收缩，造成脑垂体梗塞、坏死。因此，脑垂体分泌的激素大大减少，以致它所支配的下级内分泌如性腺、甲状腺、肾上腺等发生萎缩，功能减退，如治疗不及时，严重者常导致死亡。现介绍何任教授治疗席汉氏综合征一例如下：

初诊：1985 年 4 月 1 日。

去冬因产后大出血，昏厥不省人事数小时，经抢救而回逆。某医院确诊为：席汉氏综合征。至今面色萎黄，皮肤干枯，身体羸瘦，乳房萎缩，倦怠不能自立，站立则昏晕，语声低微，脘胀纳滞，时思呕泛，心悸心慌，嗜睡，毛发脱落，大便量少而艰，数日一行。舌淡苔薄脉弱，先宜疏理脾胃兼益气血。

太子参 12 克　姜半夏 9 克　川连 3 克　川朴 9 克　姜竹茹 9 克　砂仁 3 克　丹参 9 克　白芍 9 克　炒谷芽 30

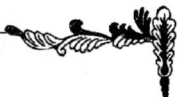

克　黑归脾丸 30 克（包煎）　七剂。

复诊：4 月 8 日。

药后面色转佳，心悸已瘥，纳亦渐展，略有呕泛脘胀，舌淡，苔薄，脉弱，仍守前法。

党参 12 克　姜半夏 9 克　川连 3 克　川朴 9 克　姜竹茹 12 克　砂仁 3 克　丹参 9 克　白芍 9 克　炒谷芽 30 克　制首乌 9 克　黑归脾丸 30 克（包煎）　七剂。

三诊：4 月 15 日。

呕泛脘胀尽除，纳展，自觉体力渐复，苔薄，脉转有力。原旨加减续进。

党参 15 克　姜半夏 9 克　姜竹茹 12 克　川朴 9 克　砂仁 3 克　神曲 9 克　丹参 12 克　白芍 12 克　制首乌 12 克　黑归脾丸 30 克（包煎）　七剂。

四诊：4 月 22 日。

诸证稳定，惟近日感冒，略有形寒，原方加桂枝 6 克。七剂。

五诊：4 月 29 日。

外感形寒瘥瘳，面有润色。体力渐复，并略能操持家务，纳展，大便日下惟艰结耳。舌淡红，苔薄，脉软。宜益气血为主。

党参 15 克　茯苓 12 克　炙甘草 9 克　当归 9 克　白芍 12 克　川芎 6 克　丹参 12 克　川楝子 5 克　姜竹茹 12 克　制首乌 12 克　麻仁 6 克　红枣 9 枚　阿胶 9 克（另烊冲）七剂。

六诊：5 月 6 日。

证情稳好，精神舒如，能单独前来就诊，主诉体重增加，有新毛发生长云云。仍以原旨进。七剂。

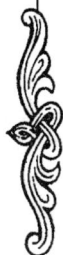

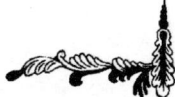

七诊：5 月 13 日。

去冬生产至今半年有余，首次汛行，色量如常，前方去川芎续进七剂。此后又服数剂以善其后。

【按】此病属于中医"产后虚损"的范畴，其病机与血虚气脱而致"产后血晕"有类似之处。即李东垣所说："妇人分娩……及半产漏下，昏冒不省，瞑目无所知觉，盖因血暴亡，有形血去，则心神无所养。"根据产后大出血的病因病机及初诊时病人所表现的面色萎黄、身体羸瘦、心悸心慌、语声低微，舌淡脉弱等一派虚象，本该大补气血。然仔细审之，脘胀纳滞时思呕泛又非一味补益之所宜。此乃产后气血亏虚致脾胃受纳与健运之功能两俱障碍，脾气不升，胃气不降，则脘胀、纳滞、呕泛，而脾胃失健与气血亏虚又可互为因果。古人云"有胃气则生，无胃气则死"，又有"胃气一竭，百药难施"之诫，因此，恢复后天之本——脾胃的生化功能，乃是当务之急。故根据中虚湿阻、气血两亏的证情，在初诊方中投以辛苦之半夏，辛开散结，与川连、竹茹同用以除痞满呕逆；以辛香性温之砂仁、川朴醒脾和胃，行气宽中；取太子参益气清补，与半夏、川连相伍尚寓有泻心汤之意。"丹参一味，功同四物，能补血活血"（《妇人明理论》），与古药相配以养血敛阴见长；更用黑归脾丸益气补血，对血虚甚者尤为适宜，与炒谷芽同用则使补而不滞。观全方，寒温合用，辛苦并进，补泻同施，斡旋气机，冀其升降复常，后天之本健运，气血生化有源。

二诊时诸证轻减，效不更方，原方加制首乌以补肝肾、益精血、润肠道；太子参易党参增加益气健中之力续进。

三诊时呕泛脘胀尽除，脾胃已启，体力渐复，沉疴有振起之望，乘胜前进，原方去川连，谷芽易神曲，续进。

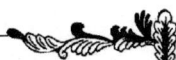

五诊时舌脉佳转，脾胃功能进一步恢复，证情顺进，惟大便艰结，此乃血虚津枯，肠道失润所致。故改用补益气血为主治之，方用气血双补八珍汤去白术、熟地、甘草，保留前方的丹参、制首乌、姜竹茹，加上阿胶、麻仁、川楝子。八珍汤双补气血，因阴阳互根，气血同源，气可随血虚而不足，血可因气弱而亏虚，所以治宜气血双补，使阴生阳长，气运血生。加补血滋阴之阿胶、润肠通便之麻仁，以增补益之力。更以少量川楝子，能疏理气机，为佐使药，此乃取一贯煎中用川楝子之意矣。

末二诊患者毛发生长，月事已行则说明脏腑功能已逐渐恢复至正常（按西医学观点则是肾上腺、性腺等分泌功能趋于正常）。患者感到自己身体恢复正常，其感激的心情溢于言表。

综观辨证施治整个过程，家父何任教授初诊时以调理脾胃气机为主而兼补气血，从中焦脾胃着手乃是治疗成功关键的一步。待脾胃得运，则以大补气血为主，此时补虚则无碍脾之弊，故收效颇捷。又如根据脾胃情况从用清补之太子参至二诊时易党参，补益药剂量的逐步增加等，可以看出组方遣药之周密精当，这些都是取得成功的不可缺少的因素。在整个治疗过程中都未曾用过激素，而使此重症患者获得康复，这充分体现中医药的优越性。

七、急性粒细胞型白血病治验

章某，女，18 岁，学生，1993 年 11 月 10 日初诊。

患者因头痛、身热、月经出血不止，于 1993 年 6 月 25 日经某医院检查，确诊为急性粒全身单核细胞白血病（白细胞 12×10^9/L，血红蛋白 95g/L，中性分叶 0.80，血小板

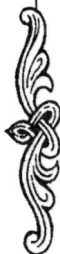

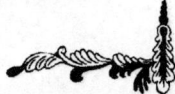

$40 \times 10^9/L$ 以下）。住院治疗 4 月余，病情改善但不明显，要求中医治疗。诊时，面色不华，神疲乏力，心悸，身热 38℃，鼻塞，声音略哑，苔薄黄，脉细数。血象：白细胞 $8.3 \times 10^9/L$，中性分叶 0.76，淋巴细胞 0.21，单核细胞 0.04，血红蛋白 98g/L。证属"急劳"。正气虚衰，邪毒内伏，治宜清热解毒，补益气血。

银花 15 克，连翘 12 克，大青叶 15 克，七叶一枝花 15 克，白花蛇舌草 15 克，水牛角 15 克（先煎），赤芍 15 克，丹参 20 克，白术 20 克，山药 20 克，归脾丸 30 克（包煎），当归 15 克。

11 月 24 日二诊：身热渐退（37.2℃），纳食渐香，疲乏有所好转。血象检查：白细胞 $4.6 \times 10^9/L$，中性分叶 0.60，淋巴细胞 0.20，单核细胞 0.02，血红蛋白 112g/L，血小板 $85 \times 10^9/L$。上方加鸡血藤 20 克。

12 月 29 日复诊：热除，饮食、二便正常，夜寐安宁，声音哑愈。血象检查均在正常范围。惟感疲劳，脉软。邪毒渐去，正气待复。治宜扶正为主，佐以祛邪。处方：太子参 20 克，黄芪 30 克，丹参 20 克，当归 15 克，猪苓 15 克，杞子 15 克，鸡血藤 20 克，赤芍、白芍各 15 克，七叶一枝花 15 克，炙甘草 9 克，红枣 30 克，薏苡仁 40 克（另煮成稀粥状，空腹服食）。续以上方为主调治半年余，体征消失，体力恢复良好，血象检查正常，并于 1994 年参加高考，以优异成绩被某大学录取，并立志从医，至今稳好。

【按】白血病是一种造血组织的恶性肿瘤，本病的病因至今尚未完全明确，但与电离辐射，化学物质的刺激，遗传因素及病毒感染等因素有关。对本病的治疗，现代医学主要以化学疗法为主，能使较大部分的急性白血病可得到缓解，

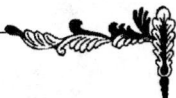

而缓解后必须维持治疗 3 年以上。

本病属于中医学的"急劳"、"虚劳"、"血证"等范畴。其发病机理多由正气内虚，邪气侵入，内伏机体，若正不胜邪，则发而为患。本病属本虚标实之证，治疗以扶正祛邪为主。而本案患急性单粒细胞性白血病，虽住院治疗后病情有所改善，但未能明显好转。可见其正气日虚，余邪留伏。然初诊时，其人复感外邪而身热等，故先以祛邪清解为主，佐以扶正。方用银花、连翘、大青叶、七叶一枝花等清热解毒以祛邪；用当归、白术、淮山药、归脾丸等，补益气血以扶正。邪去正渐复后，则以扶正为主，佐以祛邪之品，以资巩固疗效。故后转方用太子参、黄芪、当归、丹参、杞子、鸡血藤等气血双补之品，重在扶正固本复元。少佐猪苓、七叶一枝花、薏苡仁等清解之药，以祛邪抗病。时时服之，病愈康复得以巩固。

八、噎膈证治

1. 噎膈概述

噎膈之名，古医籍未见。《内经》谓鬲、膈、膈中、鬲咽者即噎膈也。宋代《济生方》始有噎膈病名。明代《景岳全书》谓："噎膈一证，必以忧愁思虑，积劳积郁或酒色过度损伤而成。盖忧思过度则气结，气结则施化不行。酒色过度则伤阴，阴伤则气血枯涸，气不行则噎膈病于上，精血枯涸则燥结病于下"。噎膈其主症为吞咽困难。进食时有梗阻之感。食管机械性梗阻为引起吞咽困难之主要原因，如食管癌、急慢性食管炎、食管内被化学药品等损伤所致之瘢痕狭窄，管内异物等。而食管外器官或肿块压迫，如纵隔肿瘤、左心房扩大等亦可造成吞咽困难，其中又以食管癌为常见。

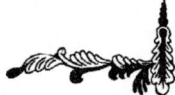

再是食管神经肌肉病变，为食管贲门失弛症，贲门肌肉处于紧张状态不得松弛影响吞咽。

2. 噎膈当与反胃相区别

噎膈、反胃。《内经》云："三阳结，谓之膈。"王冰谓"食不得入，是有火也。食入反出，是无火也"。长期以来，医家常将噎膈与反胃合而论之。即所谓："阳结阴涸，上下格拒，而噎膈反胃之症成。"故治法有"调心脾以舒结气，填精血以滋枯燥"之议。可为治噎膈之法则。然噎膈与反胃并非一证。盖反胃者，食犹能入。噎膈者，食不能下。食入反出者，以阳虚不能化也，可补可温，其治犹易。食不得下以气结不能行也，或开或助，治有两难。两证轻重不同，故而徐灵胎谓："噎膈症十死八九；反胃症，十愈八九"。何任教授治曾姓老妇患食道中下段癌，饮食难下，亦常作呕吐，可见某些病例噎膈、反胃两种症状同见者亦有之。但两症宜分而言之。

又：虽谓反胃为"胃中无阳"，然则《内经》云"诸呕吐逆，皆属于热"，且胃津先夺，热燥亦难投。故治反胃，亦宜细加辨证，或苦降，或辛通，择宜而施。

3. 噎膈当分功能性与器质性

细参前代医家论噎膈，大致有：一为"气噎"，临食停箸，气平食入，病在上焦，治宜轻扬利膈。二为"痛膈"，食下格拒，呕涎嘈痛，病在中焦，治以辛香通降，兼理血络。三为"胃槁"，脘系窄隘，勺饮妨碍，衰年血枯，管道扃闭，二便俱少，治以辛滑润养。

噎膈有属于功能性、器质性两种。功能性有阴虚阳亢、热郁局部者；有痰浊凝滞而食不下者。而器质性者乃局部有所梗阻，或系癌肿。如"气噎"多数为功能性，而"痛膈"

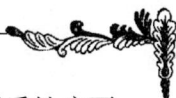

则有器质性病变之可能，"胃槁"则高年多见。器质性病更为多见。

4. 噎膈的治疗

（1）治疗功能性噎膈，总在首先辨清有否器质性病变之存在。一般功能性者，用利膈、开郁、顺气、豁痰每多见效。何老治一霍姓妇人，每于疲乏或情绪不好时，进较干硬饮食即噎梗难下。予疏肝、解郁、散结，每治每愈，但过时又作，大便溏烂。乃予以党参、白术、茯苓、川朴、姜夏、干姜、砂仁、木香，加炒焦粳米 30 克同煎，固其仓廪之气。数剂而愈，未再复发。又如何老治陈姓妇人，初诊时以家事心境不快，郁烦数月。近时饮食时喉间如有异物阻梗，吞咽困难。饮水能下，进食则必软食慢咽，偶有恶心呕吐痰涎。自疑患有食道癌，神情不安。诊脉浮滑，苔薄白。此即《金匮要略》所谓："咽中如有炙脔"，亦明、清医家所谓之梅核气。治宜疏肝、解郁、散结，乃以半夏厚朴汤加青皮、陈皮、枳实、砂仁、郁金，未尽 10 剂而愈。

（2）器质性噎膈（食道癌）——扶正固本解毒

对器质性噎膈，如食道癌。何老视症情之轻重，若已手术切除，饮食基本可进者，则着眼于扶正固本、补气、养阴辅以抗癌中药。未经手术，只作放疗化疗，进食困难者，先使渐通饮食。冬凌草为首选之草药，惜杭州市难以购得。一般常用急性子、威灵仙，或螳螂配于扶正药中。常使进食情况转佳。并以米皮糖煎汤代水饮亦有助减轻进食梗阻。或有用硇砂、硼砂等研细吞服以治食道、贲门癌之梗阻，往往易使出血，当慎用。

（3）特殊原因致噎膈者——区别对待

有特殊原因致病者，则区别对待。如何任教授治屠姓女

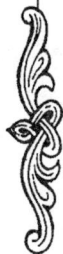

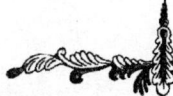

工，于数月前，因吞服胶囊药丸，手边无开水，乃将胶囊药丸放入口内，以口涎吞咽。以后即感食管及胃有异物黏附之感，十分不适。曾以胃镜检为胃炎，未检出食道之狭窄或缺损。但右侧卧时胸间上方有一处不舒。每伸颈亦牵掣不舒。何老为之处半夏厚朴汤加白芍、蒲公英。另嘱以云南白药适量调入半碗熟藕粉中，徐徐逐口吞咽，数次以后，疼痛减轻而愈。

《本草经集注》曾载鹅之鲜血可治噎膈反胃。此项单方流传颇广。按：鹅血性平味咸。适量以开水冲服，试之亦有效，亦有不效。

林羲桐所记医案有：沈姓，高年嗜饮，兼情悒不遂，吐沫拒食，半载未愈。一老医以大生地15克，海浮石30克，乌药4.5克，牛膝、磁石、云苓、归身各9克。4剂病减其半，再10剂浸酒服而痊愈。此方兼温、清、镇、泄，升降气血，何老认为其治噎膈确有独到处。

九、猫抓病治验1例

猫抓病是主要通过家猫的抓或咬所致的急性传染病（6个月以下的小猫比老猫更易传播），以局部皮肤感染及继发的引流淋巴结肿大或化脓为临床特征。少数病人可并发帕里诺氏眼——淋巴综合征、脑膜炎、多发性神经炎、溶骨性损害、肝脾肿大等。现代医学对本病的治疗，尚无理想的药物，用抗生素无效。临床报道亦极少见。本例系何任教授临证验案。兹总结报告如下。

汤某，女，42岁，工人，初诊：1990年10月23日。

主诉：左手被猫抓咬后溃烂，伴有低热及结节性红斑样皮疹，淋巴结肿大二月余。

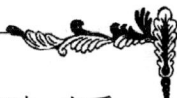

病史：患者于 1990 年 8 月 2 日在给小猫洗梳时，左手背被抓、咬。5 天后，抓咬处及整个手背出现红肿，并有结节性红斑样皮疹。继之被抓咬处开始溃疡，伴发热（39℃）、怕冷、头晕、恶心，颈部、腋下及腹股沟淋巴结肿大，四肢关节疼痛等症状。即到防疫站注射狂犬疫苗，并在某医院作对症处理及进行观察，经一系列检查后，诊断为猫抓病。先后用抗生素、泼尼松等及卡介苗（BCG）20 余支治疗，历时二月未见显效，而请何老诊治。

望、闻、切诊：患处皮肤呈黯红色，结节性红斑样皮疹显露，溃烂面不收。颈部、腋下及腹股沟淋巴结肿大，按之则疼，四肢关节疼痛不减，行走时尤甚。面色萎黄，两眼红赤，精神萎靡，反应较迟钝，大便偏干，小溲黄赤，舌尖红，苔黄厚，脉弦数。体温 38.2℃，白细胞 8.7×10^9/L，中性粒细胞 71%，嗜酸粒细胞 5%，淋巴细胞 44%，红细胞沉降率 43mm/h。综合四诊，何老认为此病系火热邪毒内郁之证，治宜清热解毒。黄连解毒汤加减。处方：黄连 3 克，黄芩 9 克，焦山栀 9 克。连翘 12 克，忍冬藤 15 克，净滑石 12 克，夏枯草 15 克，大青叶 15 克，苦丁茶 9 克，生甘草 6 克，玉枢丹 3 克（研，冲服）。5 剂。

复诊：1990 年 12 月 3 日。上药 5 剂后，诸症有明显改善，其又按原方续服 10 剂。体温正常，溃烂处收口结痂，其余体征消失。血液检查：白细胞 7.1×10^9/L，中性粒细胞 68%，嗜酸粒细胞 3%，淋巴细胞 35%，红细胞沉降率 17mm/h。于上方加减续服 14 剂，以期巩固。后随访年余，汤氏于 1990 年 12 月 11 日上班工作后，至今无恙。

【按】猫抓病系现代医学之病名，祖国医学无此记载。但就其临床特征而言，属于祖国医学"疮疡"、"禽兽伤"等

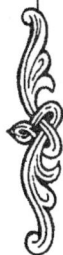

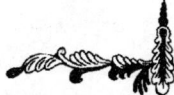

范畴，其病多由火热邪毒侵淫所致。火热邪毒为犯，侵淫于肌肤。则局部皮肤红肿热痛、发斑疹，甚则溃烂化脓；壅滞于经络，则见淋巴结肿大、四肢关节疼痛；扰及清阳之气，可见精神萎靡或烦躁不安等。本病之因在于火热邪毒内郁，其一日不解，病一日不得安。故用清热解毒乃治本之法，而用黄连解毒汤加减治之，可谓方随法立，药对症用，收效显然。黄连解毒汤出自《肘后备急方》由黄连、黄芩、黄柏、栀子组成，功效善于泻火解热毒，系临床治疗火热疮疡、禽兽伤等症之要方。何老用此方去黄柏而加连翘、忍冬藤、大青叶、苦丁茶等，旨在加强清热解毒、泻火消肿之力，另用玉枢丹研冲，则取其擅长解毒辟秽、活血消肿，又能防治禽兽咬伤之功。诸药配用，苦寒直折，可使火热泄而邪毒解，壅滞去肿结消，其病则愈

十、肠覃、不孕治验

肠覃为癥瘕之类，何任教授用桂枝茯苓丸加减治愈一例双侧附件囊性块等致不孕症。现介绍如下：

蒋某，女，32岁，干部，1986年1月18日初诊。

病史为婚后多年不育，月经每34天行，行期短而量多曾患子宫外孕，有慢性阑尾炎。此前曾作过输卵管通液。于1986年1月16日在某医院B超诊断："子宫平位，正常大，形态正常，宫区回声均匀。于子宫右上方可见鹅蛋大包块，边界清，内可是一分隔，房内见回声。左侧亦可见一桂圆大包块，低回声。提示：双附件囊性块，输卵管、卵巢积水或巢囊肿均不能排除。建议输卵管造影。"患者无子多年，要求治疗囊肿，并望得子。

诊见患者神情、面色无异常，月经于本月9日行，量较

多，3天而净。苔白脉涩，先予消癥。桂枝9克，茯苓15克，丹参12克，桃仁9克，牛膝9克，丹皮9克，白芍12克，红枣6克。10剂。

1986年3月3日二诊：1月18日方服10剂，无任何不良反应。又自行服20剂。苔白脉涩。仍予原方加川楝子9克，嘱再服10剂。

1986年4月24日三诊：谓3月3日方连服20剂。于服10剂后，又于1986年3月18日在当地某县人民医院B超检查："……两侧附件扫查，见右侧23mm×28mm，左侧见17mm×26mm之透声暗区。暗区边界清楚。诊断为（1）子宫未见肌瘤。（2）两侧卵巢小囊肿。"该病人因囊肿较前明显缩小而续服如上述。以后又将前方连续服用若干剂。于1986年4月14日再作B超复查。谓："两则附件，右侧见19mm×27mm暗区，左侧见17mm×26mm暗区"。一侧囊肿又见缩小。诊其月经周期渐准，每月周期26天，腹不痛，往前乳胀渐解，苔净。仍原方续进。服20剂。

尔后，该患者因工作、出差，停止服药一段时期。直延至1986年6月7日始将原方改制成丸剂，每日随带，于出差时连续服用。于1986年8月15日又于当地B超复查，谓："两侧附件扫查，见右侧附件18mm×22mm之暗区，边界清（右侧附件小囊肿）。"于1986年8月20日复诊，左侧囊肿消失，右侧囊肿又见缩小。经行准期，但又见经前乳胀明显。于是嘱继续服用前桂枝茯苓丸加味制成之丸剂，不可间断外，再处汤剂疏调。处方：当归9克，川楝子9克，白芍12克，乌药6克，娑罗子9克，延胡6克，八月札9克，越鞠丸15克（包煎）。服法为每月经行前1周各服7剂，月经行即停服。但患者又因出差而只服丸剂，停服汤剂。于

1987年4月20日复于当地某县人民医院作B超检查诊断谓："（1）子宫正常大小。（2）两侧卵巢可见正常大小"。治疗至此，卵巢囊肿全消。随即停服丸剂。

1987年4月24日来诊，癥瘕解后，月经如期而行，色初黯后鲜，经前乳胀。基础体温双相不明显。苔白滑，脉涩，宜疏肝解结。枳实9克，娑罗子9克，当归9克，白术9克，郁金9克，路路通9克，乌药6克，制香附9克，合欢皮9克，青橘叶30克。7剂。

上方服14剂后，经前乳胀已消。又服若干剂后，一度测基础体温已呈双相。但患者又因工作、出差，未能继续服药，亦不测基础体温，较长时间又行停药。由于其家人的嘱促，患者又由于卵巢囊肿治愈后对不孕症之治愈信心倍增，自1987年6月又自行配服前4月24日方若干剂。以后为求子心切，又要求配药天天可服。考虑到该同志经常出差，在家时服前方汤药，出差则随带丸剂，不停止治疗。诊其癥瘕净后，月事已调。奔波疲劳，脾虚气血亏。乃处方如下：制香附40克，制苍术40克，藿香40克，防风40克，前胡40克，苏叶40克，薄荷40克，川朴40克，草果仁20克，姜夏40克，乌药40克，陈皮40克，焦麦芽80克，春砂壳20克，炒枳壳40克，焦山楂40克，白蔻仁10克，广木香30克，茯苓50克，川芎20克，羌活20克，白芷20克，粉甘草20克，当归40克。制法：以上各药研细，和匀再研极细，水泛为丸。每日服2次，每次服12克，温开水吞送。给处本方以后，未见病人再来。直至1989年来信致谢。略谓："我于今年3月底怀孕，一切正常。"至此肠覃、无子两证均告治愈。

【按】（1）肠覃为癥瘕之属，见于《灵枢·水胀》，是一种下腹部生长肿物，所谓"寒气客于肠外"而月经又能按时而行之证，极似卵巢囊肿，多因气阻血瘀，瘕结所致。卵巢囊肿，于西医妇科之治疗，除略小者可予随访视察外，一般均采取手术治疗，视情摘除。而本例患者初诊时囊肿大者如鹅蛋，直径超过 5cm。因而医院嘱其手术，而病者不愿接受，经人介绍来何老处诊治。病者再三要求先治好卵巢囊肿。故根据"瘕瘕尽而营卫昌"之说，先治其囊肿。此即张从正《儒门事亲》"凡在下者皆可下"也。按病史分析，该患者曾得子宫外孕，其不孕亦非原发性，更当先祛其瘀滞瘕结。故决然第一步就用《金匮要略》桂枝茯苓丸攻坚散寒、行气活血，将丸剂改为汤剂投与。本丸原治"瘕瘤害"，作下瘕之用。桂枝通阳，芍药滋阴，茯苓益心气，丹皮运血，桃仁攻瘕瘕。此丸何老多年用治瘕瘕，包括用治肠覃（卵巢囊肿）、石瘕（子宫肌瘤），能收满意之功效。处方中加丹参和血祛瘀，牛膝活血散血以下行，红枣以调护之。二诊加川楝子者，《本经逢原》谓"疝瘕则寒束热邪"，以川楝子苦寒合而成有制之师，故亦所宜。在消除卵巢囊肿自初诊至治愈，约共服汤药 60 余剂，丸剂 1 料左右而收功。避免了手术摘除之苦。

（2）自 1987 年 4 月 24 日开始，为治疗不孕症阶段。不孕症，中医古籍有"无子""断绪""绝产"等名称，为女子婚后不育或育孕后未能再次怀孕。一般除先天缺陷外，后天原因常见有肝郁、血虚、痰湿、肾虚、胞寒、血瘀等引起冲任失调，难以摄精受孕。何老治不孕症，不作繁琐之不必要分型。而此例病者为继发性不孕，初为瘀滞气郁，囊肿愈后，瘀滞已消，而为肝郁气滞。主要症状为经前乳胀，此即为辨证重点。分析由肝气郁滞，乃影响生育，为导致不孕之原因。妇女由此原因而致不孕者，为数甚多。故处方用何老自制之"不孕乳胀汤"（乌药、制香附、枳实、青橘叶、白术、娑罗子、路路通、郁金、合欢皮）适当加减以疏肝散结。服14剂后，有所转机，乳胀渐消，基础体温出现双相。可惜未能乘胜继续再服药。因该病者系当地干部，工作出差整年不断，无法专心治疗。服10余剂药后又去外地学习，乃致辍药若干月。

（3）为了适应患者工作出差之特殊情况，认真为其考虑不停止治疗之丸剂，俾与汤剂间隔或交替服用。因视其症状，兼有脾虚气血欠调，乃给丸方。按：此丸方为《萧山竹林寺妇科秘方考》之"秘制太和丸"原方，而略调整其药、量。该方治妇女月经不调，经行腹痛，腰酸带下，骨节疼痛，胸闷食少，停经腹胀，脾虚泄泻，积年不孕等症。本丸用药24味，有祛表邪者，有温益健脾者，有和胃理气者，有益气调经者，具有阴、阳、表、里、虚、实多种药物组成。其总体有调整阴阳、疏表达里、理气和血之效益，故于"积年不孕"尤见功效。

综观本案诊治之经过，可以发现何任教授在治疗中悉心为病家着想，设计有益于治愈之步骤方案。

十一、野蕈中毒治验

野蕈中毒为临床所少见，如何利用中医药进行解毒救治值得探讨。现介绍何任教授用辟秽解毒和胃法救治野蕈中毒案一例，以资参考。

张某，男，16岁，1971年8月31日初诊。

误食野鲜蘑菇中毒，吐泻交作，口臭便秽，泄下日夜达十几次，急宜解毒为先。

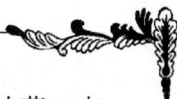

姜半夏9克，姜竹茹12克，陈皮6克，生甘草9克，绿豆衣30克，藿香6克，玉枢丹3克（研细吞服）。3剂。

9月3日二诊：药服3剂后，呕吐已停，口臭已瘥，泻下亦好转（今晨起1次），且已成形。乘胜递进，原意再续。

姜竹茹12克，枳实6克，橘白9克，姜半夏9克，茯苓12克，白术9克，盐橄榄1颗，甘草6克，玉枢丹1.5克（研服）。5剂。

【按】此例病人误食野鲜蘑菇而引起中毒，因患者吐泻已剧，毒物虽有排出，然胃腑毒物不尽除则呕亦必不止。治疗主要以玉枢丹辟秽解毒，绿豆更助解毒之力，辅二陈加藿香和胃气。药进3剂，即见大效；再以解毒扶脾和胃收功。复诊方中盐橄榄为某地治疗急慢性肠胃炎的民间土方，结合用之，即去秽浊，亦能消除肠胃炎症。药进8剂病愈，体力渐复。此病例的见效显著，着重在第一方的药证相投，颇足取法。

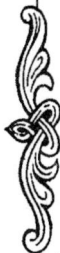

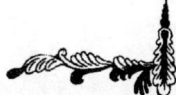

诊余漫话

治学经验类

何任教授在半个多世纪中医生涯中，不仅临床经验丰富，而且勤于学习，治学严谨，笔耕不辍。现将其治学经验总结整理如下：

一、谈治学

1. 认真读书的重要性

学习一门科学，使其达到精深的地步，并用它来为人民服务，为建设社会主义服务，这对我们医学科学岗位的师生来说，是一个重要任务。

为此目的，我觉得，首先要明确认真读书的重要性。为了使知识丰富渊博，第一步就应该把书读好。书是人类伟大智慧的结晶，书本知识是前人在生产斗争、科学实验和阶级斗争中的经验总结，具有普遍的指导意义。因而必须认真读书，取其精华，把一切有用的知识继承下来。我们读书是为了从书本中吸取前人在实践中获得的宝贵经验，如果忽视了这一点，我们将得不到系统的知识。

2. 勤奋学习刻苦钻研

明确了认真读书的重要性以后，就应该考虑用什么样的态度来读书的问题。对于青年学生来说，基本任务是学习，一个有高度政治热情的学生，也应该有高度的读书热情。

知识是一点一滴地积累起来的，有一分耕耘，才有一分收获。历代为祖国作出贡献的人物，都是勤奋学习的。像晋代医学家皇甫谧，家里很穷，他亲自耕作，抽时间读书，因而精通典籍，得风痹病后仍手不释卷，著成《甲乙经》。明代医药学家李时珍，博览苦学，参考了800多种医籍，东奔西走采访，以27年功夫，写成《本草纲目》。这些说明发奋读书是做学问的基础。青年人想入科学之门，就必须认真读书；我们教师，即使是已经升堂入室的也同样要勤奋读书，刻苦学习，这样才能更上一层楼。

3. 打好基础练好基本功

读书的方法是多种多样的。青年学生首要的是打好基础，即使刚担任教学工作的同志，也不例外。一切科学知识，都是相互联系，一环扣一环的。基本理论或基本操作未学好，就像整个链条断了一个环一样。做学问好像建筑宝塔一样，塔基越牢固，越宽大，塔身才越稳固，塔尖才能高耸入云。学习医学，特别是学中医，基础打得好坏，将直接影响今后学术造诣的深浅。学中医，要打好古文、医经典籍等基础。初看起来，打基础要花很多的时间、精力，似乎会影响学习进程，其实不然，这是事半功倍的聪明做法。如果只是将基础知识不求甚解地涉猎一番，便立即想往前赶学新东西，这样，日后势必重新学习已经学过了的知识，实际上不是快而是更慢了。

基础理论知识是认识客观世界的基本观点和方法，对中医来说，像"阴阳五行"、"四诊"、"八纲"及方药的临床应用等都应该很好地掌握。

4. 熟读才能精思

"谁怕用功夫，谁就无法找到真理"。这就是说读书要勤奋，要有毅力，要刻苦。拿中医来说，很多基本的东西，如药物的性能功用、方剂的组成效用、诊断的各种规律方法，都必须熟读背诵。熟读背诵不等于死读书，熟读是为了便于领悟，便于牢固记忆，便于在实践中加深理解。熟读了的东西可以长久不会遗忘，细心熟读，运用才会自如。宋朝有个朱熹，他的读书法中有一条是熟读精思，要求诵读先定下数遍，他说："遍数已足，而未成诵，必欲成诵；遍数未足，虽已成诵，必满遍数。但百遍时，自是强五十遍；二百遍时，自是强一百遍。今人所以记不得，说不出，心下若存若亡，皆是不精不熟。"他说得很透彻。学习中医，需要背诵熟习的东西一定要背诵，这是帮助联系内容，帮助理解，帮助系统记忆的较好的方法，也是学习中医的传统方法之一，到今天仍然是一种可取的学习方法。

5. 日积月累精深广博

要使我们知识丰富，今后能在实际工作中运用自如，还必须注意学习得深和广，要将有关这门科学的资料，尽可能多看。当然这是一个长期积累的过程。有句古话："泰山不辞杯土，所以成其高；大海不捐细流，所以成其大。"我国古代思想家荀子说："不积跬步，无以至千里；不积小流，无以成江海……"这正是说明不断积累知识使其达到一定深度、广度的道理。学习中医，同样是要多看、多谈、多临床，才能积累较广博的知识。从古代医学典籍、专论名著，直到现代的新知，都得浏览学习，即使是中医以外的古今有益资料也要随时留心。这对我们做教学工作的人来说，将是格外重要的。做一个好的教师，决不能依靠几本教科书，在课堂上讲一堂课，往往要在课下准备大量的资料，要掌握较为广博的知识。这样，教师本身逐渐充实了，在教学上也就可以融会贯通了，对教学内容也能分析研究，去粗取精，去伪存真，使之条理化、系统化，教给学生的也不再是生吞活剥的东西。只有这样，教学工作才能得心应手，保证质量。据个人的切身体会，对一个中医学术问题，往往要从中医理论、临床实践，甚至从古代的文、集、经、史，或其他自然科学、哲学等方面去搜集资料，加以深透研讨，才能说明问题。学习、读书、教学、科研，是为了继承、整理、研究、发扬，要做到虚心勤奋，要防止"浅尝辄止"。

6. 踏踏实实坚韧不拔

我们在钻研、探讨一个问题时，必须掌握大量资料，要刻苦钻研，力求深入，不要怕难。王国维在《人间词话》里曾经说过，成大事业大学问者，要经过三个境界：第一境界是"昨夜西风凋碧树，独上高楼，望尽天涯路"。第二个境界是"衣带渐宽终不悔，为伊消得人憔悴"。是说明为了探索真理，已经忘我，虽然人瘦了，憔悴了，还得深入钻进去。第三个境界是"众里寻他千百度，蓦然回首，那人却在，灯火阑珊处"。这是说明历尽艰辛，一旦开朗，终于抓住了事物的本质。我们读书，研究学问，正是要采取这种坚韧不拔、刻苦钻研、踏踏实实、勤勤恳恳的科学态度。任何

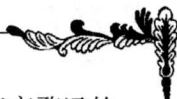

怕苦、畏难、退缩、急躁、简单或者不切实际的好高骛远的做法，都是不能解决问题的。

7. 理论联系实际边学边做

我们学习中医，最根本的原则是理论与实际相结合。只有理论联系实际，这个理论才有用，理论本身才能得到发展。仅有理论没有实践是不行的。中医传统的师带徒的方式，以及现在课堂教学以外的临床实习的安排，都是理论结合实际的方法。做教师的也同样要学中做，做中学，学做统一。

有些人在学习的崎岖道路上，不是靠自己努力向上攀登，而是想让别人抬着走；遇到稍难懂的问题，自己不肯动脑筋思索，而光靠别人给予现成答案，这样是很难得到知识财富的。须知知识财富这东西，不经过自己的辛勤劳动，就不能成为自己的东西。

学问是世界上最老老实实、最实实在在的东西，来不得半点虚假。不仅青年一代要努力学习、刻苦读书，即使像我们这些多长几岁的教别人的人同样不能例外。"做到老，学到老，学到老，学不了。"可见任何人都不能稍有自满。"虚心使人进步"，谁又能否定这一真理呢？

学习不是个人的事，努力学习，刻苦钻研，更不是个人主义。我们要为人类服务，要做一名合格的医务工作者，不仅要努力工作。同时，要努力学习，刻苦钻研。只有这样，才能为人类作出更大的贡献。

二、青年中医治学的五宜三忌

治学方法，实际上与治学目的、治学态度密切相联，彼此不可分割。从古到今，治学方法众多，有宜有忌。以我所

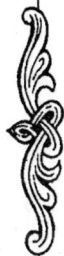

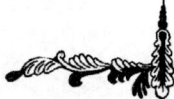

见，约为五宜三忌。

一宜坚实基础。就是要对中医重要的文献著作（当然先是《灵枢》《素问》《难经》《伤寒论》《金匮要略》，再及各家）有较深刻的理解，做到清人程国彭所主张的："凡书理有未贯彻者，则昼夜迫思，恍然有悟则援笔而识之……此道精微，思贵专一，不容浅尝者问津。学贵沉潜，不容浮躁者涉猎。"钻研一个问题，要融会贯通，要专心一致地深入探讨，如若浅薄浮躁地"一目十行"，不求甚解，则华而不实，并无益处。

二宜博采精思。这既是治学方法，又是治学态度。张仲景的治学方法是"勤求古训，博采众方"。他除了勤求《素问》《九卷》《八十一难》《阴阳大论》《胎胪药录》等"古训"外，还"博采众方"。他广泛搜集古今治病效方、民间验方和针刺、灸烙、温熨、膏摩等多种治法。不仅如此，他还对以往和当时的各种资料，加以精密的思考。与他同时代的何颙赏识他的才智和特长，说："君用思精而韵不高，后将为良医。"张仲景既博采，又精思，所以有所创造。他的《伤寒杂病论》成为中医最早的理论联系实际的临床诊疗专书，它系统地分析了疾病的原因、症状、进程、归转和处理方法，确立了伤寒六经分类的辨证施治原则。他的治法方剂，至今还为人们所采用。可见广博地采集资料、精细地分析思考而取得学术成果是何等巨大。

清代的大考据家戴东原也是以精思善问的治学态度闻名于世的。研究中医，同样要深入探索，穷本溯源，互相参证，研究中医古籍更应如此。

三宜熟背诵。我国传统的学习方法，叫做"三到"。这是根据朱熹的话："读书有三到，心到、眼到、口到……"

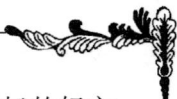

而来的。学文、学医，无不以此为收效速、易记忆的好方法。"心到"当然是第一重要，"眼到"是直接观察，而"口到"即达到熟读背诵的程度，十分有益于领会。元遗山《论文诗》说："文须字字作，亦要字字读。咀嚼有余味，百过良味足。"这是从实践中得来的治学经验。"百过"是一百遍，当然是指读得纯熟才有效益的意思。要读得熟，即大体能成诵，才能使丰富的知识为我所用，这是一个学医的传统好方法。比如老中医收徒，一般在规定学《内经》《伤寒论》《本草》之外，多先指定几本易于背诵的书，如《医学三字经》《汤头歌诀》《脉诀》《药性赋》《内经知要》等（北方多采用《医宗金鉴》）。熟读背诵似乎是一种机械的记忆方式，但它不像"眼到"那样容易把文字忽略过去，而必须字字句句，上下连贯，寻求语气语调，这样就包含了理解的成分。在熟读背诵了较多医书后，遇到临诊、写作、讲学时，很自然地就能唤起记忆，引出联想，理、法、方、药也能涌现于脑海。熟读背诵得越多，应用时受益也越多，有这种体会的人是很多的。

四宜兼及他学。我以前在《谈治学》里曾讲到"对一个中医学术问题，往往要从中医理论、临床实践，甚至从古代的文、集、经、史，或其他自然科学、哲学等方面去搜集资料，加以深透研讨，才能说明问题"。比如拿药物知识来说，既应该掌握药物的性味归经、升降沉浮、功能主治，又要对药材辨认，药物的加工炮制等知识有所了解，才能有利于临诊运用。我们中医工作者，仅仅懂中医药固然可以临诊治病，但若能广泛学一些与中医直接或间接有关的其他知识，则更有助于钻研中医，当然不是什么都去学。我们研讨中医古籍，还应该大致懂一点古书出版的常识。陆深的《俨

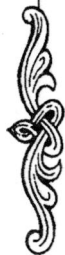

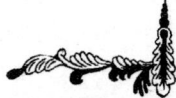

山外集》记载了这样一件事：明代名医戴思恭路过南京，见一医家求诊的病人很多，戴思恭认为他一定是位"神医"，所以天天去其门口观看。一日见一求药的病人刚出门外，那医生就追了出来，告诉病人说，煎药时要放一块锡同煎。戴思恭听了，十分奇怪，便向那位医生请教，那医生说这是古方。思恭求得其书，发现字迹刻错了，乃是"餳"字误刻为"锡"字。版本误刻，这医生不加核对，以讹传讹。医生不懂版本，不加分辨，轻则贻误后学，重则害人性命。当然我们不是要求像考证家、收藏家那样去收集判别古籍版本，但若发现有不解的地方就得多找些版本核实。懂些版本正讹的辨别方法是有益的，这不过举个例而已，可见医生懂点医学以外的东西非常有利于治学。

五宜珍惜寸阴。凡是读过徐灵胎的《洄溪道情》的人，都知道那首《题山庄讲读图》所描述的情景："终日遑遑，总没有一时闲荡。严冬雪夜，拥被驼绵，直读到鸡声三唱；到夏月蚊多，还要隔帐停灯映末光。只今日，目暗神衰，还不肯把笔儿轻放。"这位名医洄溪老人是一个最珍惜光阴的人，正是有了这种孜孜研读，锲而不舍的治学精神，才使他为医学作出了不小的贡献。生命等于时间，"韶光易逝青春不再""似水流年"等说的都是痛惜浪费时间之可悲。青年中医同志们现在都在抓紧时间，补偿10年动乱所造成的损失。就像是我们这样同辈的老年医生，也常常感到虚掷光阴之可怕。做学问要珍惜时间，除了必要的休息外，应该利用一切可以利用的时间。

"蹉跎莫遣韶光老……"让我们珍惜时间，认真读书，认真工作，认真实践。

上面讲了治学应做的，相宜的。下面讲对治学有碍的三忌。

一忌道听途说。即对事情没有亲自眼见，没有调查分析，就随声附和，人云亦云。孙思邈明确指出：学者必须博极医源，精勤不倦，不得道听途说，而言医道已了，深自误也。假如我们引证医书上的一部分或一句话，就必须亲自找到这本书，甚至要找到同一本书的不同版本进行核对。总之要取得第一手材料，切忌只听人家一说就不加分析地加以采用，或在转载、转引时不加复核就用。

中医治学还有一种情况，当看到别人用某法、某方、某药治好某病时，我们应该认真总结别人的成功经验，搞清他是在何种情况下，以何种辨证方法针对病人具体病情进行辨证施治的。切记邯郸学步、生搬硬套。

二忌浅尝辄止。对于中医书籍，要有一定的基本理解，不能浮光掠影，一知半解。做学问要踏实、持之以恒。"不入虎穴，焉得虎子"，如果对某一个问题，只是肤浅地了解，那所得的知识，肯定不会多的。浅尝辄止的原因，一是对治学缺乏决心，没有恒心，懒散随便；二是盲目自满，以为对什么都知道，毋须再学了。古语说："学然后知不足"，学得越多越觉得知识不够用。懒散，自满，浅尝辄止，这是治学的大忌。

三忌贪多务得。看来这似乎与博采有矛盾，其实不然。博采各家学说并兼及医学以外的知识都是长久积累的治学方法。这里指的是一时企望学到很多，结果却是走马观花，不深不透。甚至会像"广原搏兔"那样，设网罗多而弋获少。比如学《金匮要略》对注本应有所选择，先读徐彬的《金匮要略论注》、沈明宗的《金匮要论编注》、尤怡的《金匮要略心典》、魏荔彤的《金匮要略方论本义》四种大体已够，不宜一下看得过多，否则各书的特点，不易深刻了解，收获就有限了。

治学贵在实践，认识来源于实践。我们熟知的李时珍，不但读了800余种上万卷的医书，而且看过不少历史、地理和文学名著，甚至连敦煌的经史巨作、古代大诗人的全集他都读遍了，并仔细钻研。他既得到了丰富的知识，也发现了很多疑点无法解释。他除了在临诊治病中证实了古书记载的药性药效，也发现古书记载中有很多谬误。他花了长时间深入实际进行调查，走遍了山川村野，不耻下问，还亲自采摘鉴别药草，剖析比较。历经无数寒暑岁月，才写成了《本草纲目》。这本书既验证了过去古医书上的正讹，又充实了新的药物知识。

治学贵在实践。我们学习钻研中医著作，就要在实践中反复印证分析它的理法，反复运用它的方药。知识学活了，体会也就深了。比如医书上说麻黄能发汗，又能治水气。而我们在临床上单用麻黄，很少能见到发汗的，但以麻黄与其他发汗药配合用，发汗就很明显了；以麻黄与其他利水药配合用，尿亦增多。这些实例说明钻研书本理论固然重要，但如学用配合，勤于实践，治学效果就更好，对理论的认识就更通透。

上面这些是为青年同志写的。年青时开始认真治学，坚持下去成效必显。叶天士自小就学《素问》《难经》及汉唐诸名家著作，"孤幼且贫"，15岁的叶天士一面开始行医，一面拜师学医。到了年长时，名气大了，仍毫不自满地钻研。老而弥笃，刻苦学习的也为数不少。如著名的思想家李贽，到了70多岁，还不放弃读书和著书。他说的"寸阴可惜，曷易敢从容"至今为人称颂。中医史上到老还勤奋学习

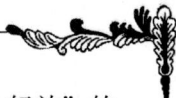

的，除上面提到的那位"目暗神衰，还不肯把笔儿轻放"的洄溪老人外，还有很多中医师都是从幼到老一生学习的，有的虽带病，但仍坚持著书立说。清代名医尤怡，就是在"抱病斋居，勉谢人事"的情况下，对《金匮要略》旧本"重加寻绎"而写成《金匮要略心典》这部出色注本的。

从这里可看出，专心治学，就能缩小或消除由于条件、天资、年龄、体力等造成的差异。只要明确我们治学是为了实现社会主义四个现代化，掌握好治学的适当方法，勤于实践，一定能得到预期的收获。

还是两句老话："书山有路勤为径，学海无涯苦作舟。"

三、为学暇笔

"为学"，是指"做学问"，包括读书、实践、钻研探索学问及著书立说。

做任何工作，要获得知识，必须学习，包括直接或间接地读书和实践。作医生，无论中西医，都要通过学校等途径学习（或自学、从师）临诊并进一步提高学识。任何医生，不论年龄、声望、资历如何，都要不断提高，不断充实，不断更新，不断完善本身的知识。我曾和一位熟人谈到上述看法，他说："你们上了年纪的老医生，还要辛苦什么？还是多休息为好！"这善良的忠言，使我深为感动。但总觉得有时并不是想去为苦读而苦读，而是能在读书、临诊、探索研讨学问之中，常能使精神焕发，生活丰富，并可以此排遣杂务而得到乐趣，所以为学确有却病延年之作用。更何况古今中外的文人、诗人都曾经以激励的口吻反映社会需要他们而有过歌咏。唐代诗人司空图曾在他的《退居漫题》中写道："燕语曾来客，花催欲别人，莫愁春又过，看著又新春。"这

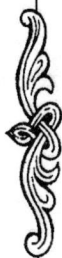

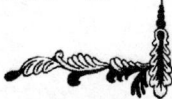

后两句就是含着焕发青春的新意。外国文人泰戈尔吟哦道："云把它所有的黄金，都给予离去的夕阳，对那初升的月亮，只报以苍白的微笑。"多么明确说出了社会需要和爱戴上了年岁的人，能不使人感动而奋进？尤其在这样的盛世。

读书是做学问的首条。读书的方法，应是为学的重要内容。前岁去长沙访岳麓书院，看到这个"千年学府"的大量碑记，其中有我国历代文人对读书的方法体会非常丰富。并从资料中看到了朱熹的读书方法，是朱熹的弟子为他概括归纳的六句话："循序渐进，熟读枯思，虚心涵咏，切己体察，着紧用力，居敬持志。"朱熹的读书法由于历史条件所限，当然不能尽加肯定，但也有一定道理，颇可启发后人。我们作医生读书，"着紧用力"也是可取的。一面临诊，一面读书。我习惯喜爱在读医书外涉猎一些其他书。特别是明、清的笔记文学，篇幅短少，内容广泛，既作为小说消遣，也往往从中得到极有益的医药内容。如读《两般秋雨盦随笔》使我知道了当时的"种痘"方法，以及"一壮"的含义，"甘蔗虫"可以发痘助浆。读《广阳杂记》，使我知道了眼痛用皂角子，"立斋得膈症"等内容；又如读《阅微草堂笔记》，医药内容更多了，从理论上的"亢害承制"到"河图"、"洛书"，还有解砒毒之类的具体方法等，例子举不胜举。这些虽不完全可信，但这些存在于当时知识界乃至民间的经验在医书上却看不到或不完全能看到的内容，往往可使我受益匪浅。这种广泛阅读的方法，我至今仍乐于采用。颇有点像陆放翁所说的"老病犹贪见书"的那种一卷在手，四时皆乐的味道。

医生做学问的另一重要之处，就是临诊（或叫临床）。临诊既有医术的内容，更有医德的注意，还必须结合当前

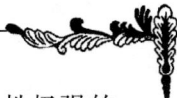

中医工作发展学术的总要求。中医学是一门实践性极强的技术学科，医生必须善于实践，要积累丰富的临诊经验，才能成为一个好医生。古语说"三折肱知为良医"（《左传》），"九折臂而成医兮，吾至今而知其信然"（《楚辞》）。都是比喻良医是阅历多，经验丰富。对于医术、医德的教导，历代中医书中谈得很多，毋须赘述。据我体察，临诊总在全神贯注，认真诊断，分析归纳，立法处方而已。医术的枯良，既要多临诊，还要于临诊之前、诊余之后对照医学原理，检视所作处方，进一步探索，俾在下一次诊时，更能作出相应的高效处方，以提高疗效，缩短疗程。目前中医工作强调抓临床疗效是十分正确的。当前世界上不断兴起学习、研究和应用中医的热潮，最核心的问题是中医这门科学本身在防治疾病上有它的特点和优势。其根本就在于临床疗效能经受长期实践的考验，它更是具有独特完整的理论体系。医生如果不将疗效提高，要发展学术也是有困难的。例如现在就全国来说中医治急症，初步协作商拟的：高热、中风、厥脱、血证、心痛、胃痛6种急症诊治和疗效都是作临床工作中应列为探索提高的具体内容。要吸取现代科学各项技术设置为我所用，并积极为中药剂型改革作努力。其基本点是用中医考虑问题的整体性来看机体的协调机能，而用辨证论治这一中医精粹于实际之中，而不是用其他理论来指导中医的临床工作。

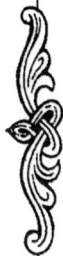

中医做学问，除了读书，临诊之外，若是要做到精益求精，就不能停留在原有的水平，而是要深入钻研提高。比如作科研工作，中医的科研，大而言之，从对科研的意识、思路和方法，以及研究的广度和深度都是要先作考虑的。而对基础理论、临床实践、中药、文献整理工作都是中医科研的

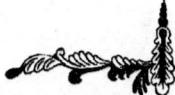

大的方面。举例说文献整理吧，从文献版本来说，先是寻觅选定善本就是一项关键的工作。如何识别它，从版式，行款，字体，墨色，纸色，牌记（官刊本以外的私刻、坊刻墨围叫做牌记）、讳字，直到装潢都有讲究，乃是分辨版本的客观依据。其次才是对内容的分析评议，然后才是对各家注本的分析，比较其特点、优劣。当然也可从注本先入手。比如我在 1947 年开始研究《金匮要略》，对尤怡的《金匮要略心典》，作过细致的探索，对其中李玮西是何人，遍查医籍，数年未得结果，于 1956 年曾专门请教了医史学家某老，复信告我正在代为查找，查到了将专函告。又对其注解中"气盈朔虚"一词，虽可照字面解释，但是要进一步通顺说清它，也不是望文生义可以解决的。我也为此专门请教了几位著名的中医前辈，他们复函大体上说明了这一词义。这些来往信函，我视为珍宝，至今保存，还可随时参阅。这些都为我整理《金匮要略》研究课题起到十分有益的作用。又比如整理文献古籍常有真伪之争。如对《中藏经》是华佗所作，还是伪托等。我认为作为一部书的考证，当然要辨清其真伪，不能草率。倘解决不了，容有真知博识的人再去继续考证。但若是引用其书内容，则是另一要求了。如《存存斋医话》说："《洄溪医案》为王孟英所编刻，其中疑有托名之案。又《慎疾刍言》一书，其序文与徐氏六书各序文笔极不类，疑亦是托名者。然观古人书，立论处方，平正通达，便足师法。否则，即使真本，亦难信从，正不必辨其真伪也。"亦是有卓见的。总之，中医之钻研探索，精深提高，乃至专题科研，程度要求可以不一，当前都是不可不做之事。但往往竭一己之力，钻研摸索，直至头童齿豁，终老不能竟其学者，亦不是没有的。

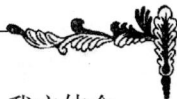

做学问是作医生所不可或缺的，尤其是中医。我之体会是既不要因循而蹉跎岁月，也不能急于求成。只要锲而不舍，持之以恒，时间终究会将人带上成熟的道路。

四、纵一苇之所如，凌万顷之茫然

读过宋代大文学家苏东坡《前赤壁赋》的人，都对苏公月夜泛舟的美丽情景描写而神往。他写的"纵一苇之所如，凌万顷之茫然"是说：我将任凭这一叶小船，让它在所能到的处所，于这宽阔的江面上遨游。由此使我联想到读书学习，也像驾小舟一样，凡是能到之处，就在这浩瀚的知识大海中游行，不断进入新的境界，得到新的感受。以苏公这二句名言比作自己开阔眼界、读书实践的鼓励，在学术领域里，作为不断充实、不断提高自己的动力。

"凌万顷之茫然"，说明学知识是没有量限的，这就是人们常说的那句老话"学海无涯苦作舟"。"苦"就是发奋勤学，以读书使变苦为乐。循序渐进，虚怀若谷，谦恭切磋，相互促进，学用结合，持之以恒。勤学苦读是不受年龄、天资限制的。所谓"少而好学，如日出之阳；壮而好学，如日中之光；老而好学，如炳烛之明"。

"学海无涯"，是说知识领域的无限广阔。就医生来说，对古今中外的知识能学到更多，就更有助于专业水平的深和广。比如说继承祖国医学，我国是一个具有五千年文化史的大国，继承发掘祖国医学，也像继承发掘其他文化遗产一样，有一个"取其精华，弃其糟粕"的问题，这是应当遵守的原则。然而，要真正做到去粗存精，去伪存真，却不是那么容易。大自然里还有很多未被我们认识的东西，有不少疑团同样存在人们的思考之中。认识事物往往有多次反复，过

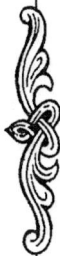

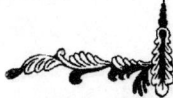

去认为定律的东西，亦常常会被新的理论所推翻或补充。而从前不屑一顾的理论却又重新被搬进科学宝库之中。像这样昨是而今非的或昨非而今是的情况，在科学的征途上是屡见不鲜。毋庸置疑，判断的正确与错误，是取其精华，弃其糟粕的关键，当然是实践的检验。我记得50多年前在医学院念书时，听老师讲课，否定了很多中医学的内容，但时隔半个多世纪，现在有些内容却被中外科学家重新捡回来，有的还成了新的发明或创造。由此可见，对中医学中很多问题，目前科学水平也许还认识不了或认识不完全，乃至无法理解。解释不通的东西，在读书求知中，必须十分慎重对待，轻率排斥是不科学的。

当然，人们在学习探求传统医学时，亦应"凌万顷之茫然"。倘只诵《内经》恐亦只重在中医生理、病理和基本理论。至仲景书，则另辟蹊径，察证候，少言病理。立方剂不言药性，绝少主观推理，多从客观立论，其朴质实际，实乃科学态度。故人们千百年来以之作为去疾之利器。但专执古方亦有不足，可能泛应曲当，故当广而求之。隋、唐医籍，多质朴实用，其方投之得当，如桴应鼓。再后兴各家，各有其长，各有其短。或觉其局限，用之临床，效失参半；或则琐细冗弱等。总在多探求，多摸索，多温习，可以重新获得新知。

再说，人们生活水平之提高，科学常识之普及，医生也必须不断充实自己，更新知识，提高水平。在中医急诊工作的开展，和中西医结合工作的深入，经常可以遇到大症、重症、疑难杂症，虽经多方治疗而少效，而病人或家属恳切要求中医诊治者颇不乏人。这就使得中医们从中医的诊断角度观察，中西医配合，互为参证，然后就其现象分析出病因病

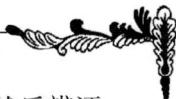

机，新病痼疾，原发病及临床表现，一一厘清，然后辨证，确定中医治疗原则，找出最有利于病人、最有效果的方法，以认真负责的态度对待，治疗效果必然是满意的。当然，对目前的各种科学检测方法、结果、资料，大致也应有所了解，可以阅资料，可以向懂行者请教，以补我之不足。在这日新月异的时代，就要不放松地探索。

更有需重视者，即我中医本身素质之提高，医德之发扬，必不可少。医德医风之好坏，直接关系着病人的健康、生死。医生洁身律己，热忱负责，专业上的精益求精，以高尚的医德，尽量减少病人痛苦乃至减少病人经济负担，应是义不容辞之举。至于同业间互尊至敬，更是共同进步之重要手段。

当今太平盛世，学习条件好，师友多，资料丰富易得，信息传播又快，学习工具又多。抓住一切学习时机，利用一切有利条件学习。抓住一切可能机会实践，使自己专业水平日日提高，不断更新。那时就能体会到一苇之舟在开阔的万顷江波之中的深刻感受了。

五、口咏其言心惟其义

平时与师友、徒生谈及中医、中医学术者，常就学习中医、探讨中医、中医前景发展等议论问答。余对此之见解，大约言之：

1. 易学难精话中医

有说："中医比西医难学，你如何说'易学'"？答曰："易学"者，指知之一般。有诵汤头歌、药性赋，练熟若干名家方，记熟脉诀，亦可以悬壶治病，何难之有！古医人有以此等方法来学医行医者确实并不乏人。即就现时而论，学

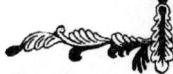

校结业，家传师授，自学成才多途径培养之中医后秀亦不少。亦均治病应诊，为人民服务，故曰易学。

"难精"者，乃指"做到老，学到老，学到老，学不了"。"学不了"的也就是这门中医学。我古稀之年，行医半世纪，自己仍不敢言已精，只言一般而已。

精者，重病、大病能挽狂澜于既倒。我用二三十剂、五六十剂能治的难症，他能用三五剂即起沉疴。这"精"字是不那么容易承担的。历代医界各方精论，运用千万遍，其效显著者，是医界之"精品"。据说近贤某名医治外国病人输卵管阻塞，用《素问》四乌鲗骨一藘茹丸而获效。如果他不是精通整篇《腹中论》以及有关的学问，并深切理解，是万万难以做到的，这确是"精"。要达到精是难的，但要力争。中医学术的精，要以中医学理论特色指导才能真正体现。中医学之任何研究，必须在中医理论特色指导下，才最有可能揭示规律，取得建树，才能称得上精。

2. 束书不观，游谈无根

苏东坡说："束书不观，游谈无根"。意思是说将书籍搁置不去读它，那么游谈叙时就没有根据。做医生也是如此。我曾于某地听甲医指议乙医处方曰："这是什么方子？又是麦冬，又是桂枝，又是干姜，又是阿胶，又是麻仁，又是人参，杂七杂八。"余索方审视之，乙医方乃治脉结代、心动悸之炙甘草汤也。孙思邈说："学者必须博极医源，精勤不倦，不得道听途说，而言医道已了，深自误也。"若甲医者即有所浅缺了，就有些"束书不观，游谈无根"了。余常以此例子劝教后来诸君，对应读的中医书籍，要读，要有一定的基本理解，然后深入探索，不可浮光掠影。治学若缺乏决心，没有恒心，懒散随便，或盲目自满，就会"开口动手便

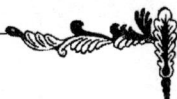

错"。甲医就是很典型的例子。

"学然后知不足",越学才觉得自己不够。我中华文明古国,传统的学习方法是"心到,眼到,口到"。学文、学医,乃至学手艺,无不以此为收效速、易记忆的好方法。韩愈说:"手披目视,口咏其言,心惟其义。"意即在读书时,一面手翻书页,眼看口诵,一面心中思考或是动手札记。久而久之,基本功就渐渐坚实了。

3. 不信人间有古今

宋人有首诗说:"旧学商量加邃密,新知培养能深沉,却愁说到无言处,不信人间有古今。"它的大意是说:已经得到的知识经过互相讨论、商酌,就更能精邃深远,对于新的知识就更加深刻沉实,当探索到难于用言语表达的精微之处,那么可以相信,今古学者的领略,其精神可以相通,就没有什么区别,其认识也归于一致。中医学术是一门独立存在数千年的学科,有其精深的理论和实践的主体内容。历代既有诸子蜂起,百家争鸣,也都有不断的精辟发现和提高。当今仍在不断互相促进,不断提高。例如针灸经穴的厘定统一、中药四性可用元素定量,中医中药对肿瘤、中风等的显著治效等,数百种科研实践得到一致认识,肯定其学术内容与价值,就可以说明。

就中医本身而言,要继承发扬,要按中医本身的规律去发展它,不能离开这一点。否则只抓住了一病一方一药,那必然渐渐离开了中医本身理论规律的特色,就不成其为一门独立学科了。

六、从《金匮》看如何学习古典医籍

祖国医学,历史悠久。历代医书,浩如烟海。要继承祖

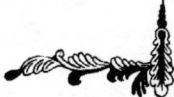

国医学遗产，就必须读懂医学典籍。现以《金匮要略》（简称《金匮》）为例，谈谈学习古典医著的方法。

《金匮》为东汉张仲景《伤寒杂病论》中论述杂病的部分，是中医四大经典之一。由于年代湮远，文字奥邃，初学有一定困难。谈谈如何学习《金匮》，可为学习其他中医经典著作提供参考。

1. 抓住全书要领

一本有价值的著作，总有一个贯穿全书的指导思想。《金匮》是张仲景"勤求古训，博采众方"，把《内经》理论与临床实践相结合的产物。以整体观为主导思想，把脏腑经络学说作为理论根据，并运用了脏腑辨证的方法，这就是全书的指导思想。

《金匮要略》的学术思想可以归纳为以下几个方面：

（1）在病因学说上总的认为，"风气虽能生万物，亦能害万物"，"若五脏元真通畅，人即安和，客气邪风，中人多死"。说明正气旺盛，气候正常，则人体健康无恙；倘正气虚弱，加之气候反常，则外界邪气往往乘虚侵入人体而导致疾病的发生。因而对中风、历节、血痹、胸痹等病，都认为是先由人体本身正气虚弱，气血不足，然后感受六淫之邪而成。

（2）在疾病的传变上提出，表病可以传里，脏腑病变可相互影响、传变。人是一个有机的整体，内在的五脏六腑，外在的四肢百骸、五官九窍，都通过经络相互沟通。若内在正气充盛，则能御邪于外，不使深入；若内在正气不足，无力抗邪，则表病传里，腑病传脏，一脏进而影响他脏，由此而蔓延开来，也就是原文中所谈到的经络受邪入脏腑、肝病传脾等。这些都反映"正气存内，邪不可干"，"邪之所凑，

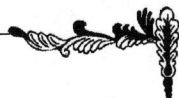

其气必虚"的发病观。

（3）在疾病的诊断方面提出，天有四时变迁，人的面色、脉象亦随四时发生变化，因而可以借助色、脉与时令的符合与否，来诊断疾病。

（4）在疾病的命名方面，以脏腑命名的有脏躁、五脏风（缺肾）、五脏寒（缺脾、肾）、五脏水、心下悸、肺痿、肺痛、肺胀、肝着、脾约、肾着、胃反、肠痈、三焦竭，以八纲命名的有里水、寒疝、热痢、虚劳、胃实、阴毒、阳毒。

（5）在疾病的治疗方面，提倡未病先防，告诫人们，平素注意养慎，"不令邪风干忤经络……更能无犯王法，禽兽灾伤，房室勿令竭乏，服食节其冷热苦酸辛甘，从而保全真气，达到不遗形体有衰，病则无由入其腠理的目的；一旦得病，就要及时治疗，不使病变深入。治疗时就应根据五脏的生克制化关系，对相关比较密切的脏腑采取治疗措施。以杜绝病变的扩展、蔓延。如原文提出"见肝之病，知肝传脾，当先实脾"。肝脾如此，肝肾、心肾、脾肾、肺肾等，何不皆然。

不仅是学习《金匮》要抓住它的主要学术思想，学习其他古典医籍也应如此。《伤寒论》是以六经为纲，专论外感的，它以六经说明病位、病性、邪正双方力量的对比及六经传变规律，并以此作为治疗的依据；刘完素的《素问玄机原病式》是以火热立论，倡导五志过极皆从火化，六气皆能化火，对病机均以火性疾速、炎上、燔烁、阳热郁结解释。在治疗上主张辛凉清热散结；雷少逸《时病论》是以《素问·阴阳应象大论》"冬伤于寒，春必病温；春伤于风，夏生飧泄；夏伤于暑，秋必痎疟；秋伤于湿，冬生咳嗽"的经文为纲领，条分缕析地论述了四时六气病证，抓住了这些，

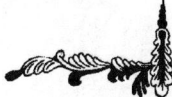

即抓住了这几种书的纲要及主要学术观点。总之，能撷取一书的纲要，可以起到纲举目张的作用，对于深刻领会原文精神实质，掌握全书的概况，大有好处。

2. 掌握证治规律

《金匮》论治杂病的前22篇。列病证有40多种，载方剂约200个。从全书来看，有时一病出数方，有时数病出一方；时而论证不出方，时而出方略其证；也有的同一方剂，此处已出，彼处又见。凡此种种，似乎难以领会，其实，它是前后贯通的。仔细分析理解，不难发现其中是有规律性的，这种规律的实质就是辨证施治；这就是本书的特色。

《金匮要略》的辨证施治原则体现在以下两方面：

（1）同病异治，异病同治

同一种病，病机证候不同，治法即应不同；反之，不同的病，由于病机证候相同，治法即可相同。如"胸痹，心中痞气，气结在胸，胸满，胁下逆抢心，枳实薤白桂枝汤主之，人参汤亦主之"。同为胸痹病，枳实薤白桂枝汤针对痞气上逆的实证，故有枳实、厚朴降逆泄满散结；人参汤则用于中气不足所致的胸痹虚证，故用人参、白术、甘草、干姜。后者从方测证，尚应伴体倦乏力，声低懒言，形寒肢冷，脉象沉细等。又如"病溢饮者，当发其汗，大青龙汤主之，小青龙汤亦主之"。肺痿病，虚热的用麦门冬汤，虚寒的则用甘草干姜汤。肠痈未成脓的用大黄牡丹汤，已成脓的用薏苡附子败酱散。类似这样同病异治的条文，全书有多处，都说明病同证异，治法亦异。

肾气丸在《金匮》中，先后共出现五次，即《中风历节病篇》中，"崔氏八味丸（即肾气丸），治脚气上入，少腹不仁"；《血痹虚劳病篇》中，"虚劳腰痛，少腹拘急，小便不利者，八味肾气丸主之"；《痰饮咳嗽病篇》中，"夫短气有微饮，当从小便去之，苓桂术甘汤主之。肾气丸亦主之"；《消渴小便不利淋病篇》："男子消渴，小便反多，以饮一斗，小便一斗，肾气丸主之"；"男子消渴，小便反多，以饮一斗，小便一斗，肾气丸主之"；《妇人杂病篇》中，"问曰：妇人病，饮食如故，烦热不得卧，而反倚息者，何也？师曰：此名转胞，不得溺也。以胞系了戾，故致此病，但利小便则愈，宜肾气丸主之。"归纳上述条文，肾气丸可治脚气、腰痛、微饮、消渴、转胞五种疾病。因为这五种病的病机均为肾阳虚衰，阳不化气，阴寒内停，而肾气丸恰具有温肾化气，利水散寒的作用，药证相合，所以一方能通治五病。虽然，消渴病，小便反多，但这仍是肾阳虚衰，一方面不能化气蒸津上升，另一方面不能固摄而引起。若肾阳恢复正常则小便反多亦可随之改善。《金匮》全书，一方出现二次以上，体现异病同治的达 20 多处。作者张仲景所以不厌其烦地陈述同病异治、异病同治的条文，其目的是教人临证总以辨证施治为主。

（2）治病求本，随证化裁，因人制宜

任何病证都会出现许多症状，症状只是现象，现象有真有假，治疗疾病就要透过现象抓本质，针对病因、本质，从根本上治疗，这就是治病求本。《金匮要略》非常突出地反映出这种治则。如"呕吐哕下利病篇"曰："夫呕家有痈脓，不可治呕，脓尽自愈。"说明不能见呕治呕，而应该治呕的原因——痈脓，待痈脓治愈，呕亦随之而解。又如虚劳病在后期，多见阴阳两虚的证候，阴不能涵阳则发热，阳不能配阴则恶寒，症状表现为寒热错杂，既有阴虚内热的咽干口燥，又有阳虚生寒的腹痛拘急。此时单养其阴则碍阳，独温其阳则损阴，只有用甘温之品，扶助脾胃的阳气，建立中气促进气血生化，方能达到平调阴阳的目的。为此，"血痹虚劳病篇"提出用小建中汤进行治疗。尤在泾也认为："欲求阴阳之和者，必求于中气；求中气之立者，必以建中也。"所以在疾病出现症状错综复杂时，一定要仔细地审证求因，针对其本质和主要环节施治，这样才能取得较好的效果。

疾病是复杂多变的，治疗亦应因证而异。《金匮》的随证遣药、因证化裁的用药法度，十分灵活。如百合病的主方是百合地黄汤，若误汗伤津，则用百合知母汤；若误下伤津胃逆的，用滑石代赭汤；若误吐伤胃，则用百合鸡子汤。又如胸痹病的主方是栝楼薤白白酒汤，若痰涎较盛，见心痛彻背者，则加半夏，名栝楼薤白半夏汤。再如桂枝汤在《金匮》中变方十分之多。桂枝汤在"妇人妊娠病篇"治妊娠恶阻；若倍桂枝，名桂枝加桂汤，可治奔豚病；若加黄芩，名阳旦汤，可治产后体虚中风；若加栝楼，名栝楼桂枝汤，可治柔痉；若去甘草倍生姜加黄芪，名黄芪桂枝五物汤，可治血痹；若加饴糖倍芍药，名小建中汤，用治虚劳。其用药之灵活，于此可见一斑。人的体质有强弱之分，得病程度有轻重之别，故治疗也要因人制宜，区别对待，不可一概而论。如"呕吐哕下利病篇"对热痢提出白头翁汤，而在"妇人产后病篇"对产后体虚下利则用白头翁汤加甘草阿胶汤。又如服药剂量上，多处强调强人剂量应大，羸者减之，小儿量轻，并根据服药后反应，若不效可再加量。这些都体现出因人制宜的治则。总之，学习古典医著应该学以致用，掌握其证治规律。

3. 注意学习方法

学习古典医籍必须先打好古汉语基础，并应不断地积累

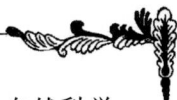

较广博的知识，包括天时、地理、历史、哲学及自然科学等，这样学起古医籍来，理解也就更深刻。《金匮》《伤寒论》其学术思想皆渊源于《内经》，所以学习《金匮》不能局限于《金匮》一本书，而应该结合《伤寒论》，并旁通《内经》及后世有关著作。这样既能得到相互印证和补充，又能搞清学术观点的源流发展。假如古文基础不够好，对有些条文就理解不了。再从中医发展史看，各种学派的创立及其相应著作的问世都与时代背景分不开。懂得历史就有助于对其学术思想的理解。因而只有根基扎实，知识面广，才能谈得上继承祖国医学，才更具有分析和鉴别问题的能力，达到取其精华、去其糟粕、整理和提高祖国医学的目的。

要熟读精思。古人说："学而不思则罔，思而不学则殆。"学习古典医籍首先要领会原文精义。在理解的基础上对一些议论精辟、实用价值较大的经文，必须熟读背诵。如对《金匮》中表里同病、新旧同病、痰饮病的治则，以及涉及小建中汤、栝楼薤白白酒汤、苓桂术甘汤、茵陈蒿汤、大黄牡丹皮汤等理法方药比较齐全的条文，对《伤寒论》六经病提纲，对《素问·至真要大论》的病机十九条都应该熟读背诵。应该明白，熟读背诵不是死读书，熟读是为了便于领悟，便于在实践中运用自如。总之该背诵的东西，定要背诵。它是帮助理解、帮助系统记忆的一种可取方法。学习一本古典医籍，要达到融会贯通、运用自如的地步，并非一朝一夕、轻而易举的事情。这是一个从理论到实践，从实践到理论的长期过程。这就是说学习古典医籍要有毅力，要刻苦，要持之以恒。通过反复的理论与实践的过程，每次都会发现新问题，有新的收获，一次比一次有提高。例如桂枝茯苓丸，《金匮》用治妇人癥病。症状是脐部跳动，月经不正

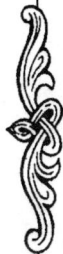

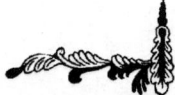

常，下血不止。验之临床与子宫肌瘤颇为相似。因而用治子宫肌瘤，取得了成功的经验。后来对宫外孕及流产、刮宫手术后引起的月经紊乱，运用该方亦收到较为满意的疗效。推而广之，用桂枝茯苓丸治输卵管阻塞引起的不孕症，也有相当效果。但不管用于哪一种病，证属瘀阻，方可投治。通过临床扩大了桂枝茯苓丸的应用范围，使我们对桂枝茯苓丸的认识随之加深。近来又有人试用桂枝茯苓丸治愈前列腺肥大症；也有的把该方用于心血管疾病。临床实践提高并充实了原有的理论，开阔了我们的眼界。总之，学习无止境，不断地实践——认识——再实践——再认识，会使我们的理解更深刻、更正确。所以学习古典医籍要虚心勤奋，学用结合，防止蜻蜓点水，浅尝辄止。

很多古典医籍的理论有效地指导着医疗实践，很多好的方剂在临床上仍广泛地运用。像《内经》《伤寒论》《金匮》《本草经》等古典医籍，它们的理法方药至今指导着临床实践并继续接受临床验证。限于历史条件，这些古典医籍也存在文字上或某些内容上的问题，这给我们学习古典医籍带来许多困难，但只要下决心扎扎实实地勤奋学习，刻苦钻研，并在实践中不断提高，就一定能够学好。经过系统学习古典医籍，就能达到继承、整理祖国医学遗产、发展祖国传统医药学的目的。

《金匮》研究类

一、论《金匮》古今注本

何任教授在"《金匮》的沿波讨源"一文中引用《昭明文选·陆机文赋》"或因枝而振叶，或沿波而讨源"，对《金匮》之古今注本持点作了深入细致的阐发。

《伤寒论》经金·成无已第一个阐注，《金匮要略》经宋·王洙重新发现，明·赵以德第一个阐注。两书虽都系晋·王叔和整理编次，其间由合而分，由分而合，合而再分，若即若离，绵延至今。但同中有异的是：两书发现的年代不同，发现后显晦的遭遇不同，因之在学术上被重视的程度，疏注的众寡、差殊更甚。《伤寒论》传世以后，有加例的、有阐注的、补亡的、订误的、删定的，还有为之证方合论的、分论的、以证类方的、以经分证的，编注之多，比"百家注杜"更有过之。而《金匮要略》编次后即默无所闻，由晋、唐到宋、元、明，疏注者仅赵氏一家。同是张仲景述作，同是王叔和编次，由于"伤寒"、"杂病"之分，好像孪生兄弟之肥瘠太甚了。后人疏注《金匮》与疏注《伤寒论》的，在数量上，固不能比拟；在版行传世方面，《金匮》亦瞠乎其后。

新中国成立后，这两部书，方同列为古典医著，均为中医学院的必修课，《金匮》韬光匿采五百多年，至此始得与《伤寒论》并为世重。

就《伤寒论》与《金匮》注家比较来看，《伤寒论》系统作注，成无己为之首创。别撰《明理论》，论证50篇，论方20篇。其实，宋·许叔微已有《伤寒发微论》《伤寒九十论》之作，阐要仲景奥义，早属不注之注，以后，朱肱的《伤寒百问》继之。金、元间，刘守真、张璧各有伤寒著述，其辨脉，辨证，辨方，皆补仲景未备；明·王肯堂的《伤寒准绳》，张卿子的《伤寒论注》，李士材的《伤寒括要》，许宏的《金镜内台方议》，陶华的《伤寒六书》中的《读明理论》等前后十家，都是发挥《伤寒论》原文或注或议之佼佼者。参照曹炳章氏《历代伤寒书目考》所提示，宋代计57家，金20家，元30家，明91家，共198家。至于《金匮》，仅明·赵以德的《衍义》。回顾往昔，真为那时《金匮要略》的默默无闻而遗憾。

从文献中查得，《金匮》在被宋·王洙发现以前，仅有唐·孙思邈、王焘把有关方论采入于《千金要方》及《外台秘要》中，《脉经》《肘后》《三因》虽各有引述，但提张仲景者多，提《金匮》者少。书不题名，遑论注释。再以宋·王洙时代（约为1063年）迄明万历戊戌（1598年，即徐榕校梓《金匮》的一年）535年中，《金匮》的方论传布于当时医籍中的，有宋之朱肱、陈无择，金、元之刘守真、李东垣、张洁古、王海藏、朱丹溪；其中以丹溪对《金匮》方，推崇备至，称之为"万世医门之规矩准绳"。"引例推类可谓无穷之应用"（见《局方发挥》）。以上七家，俱为宋、金、元间医学大师，著书立说，是以振古铄今，然而仅钦敬《金匮》为载道之书，却都没有奋笔为之注疏。如李东垣在《内外伤辨惑论》引易水张氏说："仲景药（方）为万世法，号群方之祖，治杂病如神，后之医者，宗《内经》法，学仲景心，可以为师矣。"说明对《金匮》方论景仰的心情，意在言表。王海藏《此事难知》云："余读医书几十载矣，所仰慕者，仲景一书为尤，然读元未易通达其趣，欲得一师指之。遍国中无能知者。"他所谓"仲景书"，后文特加以点明说："《金匮玉函要略》《伤寒论》，皆张仲景祖神农、法伊尹，体箕子而作也。"综合以上二家之说，可知注《金匮》是有所思而未尝做的。

大概是由于《金匮要略》发现较晚了些，不像《伤寒论》在晋、唐时已有王叔和、孙思邈、王焘等编次引述，它直至北宋王洙才发现于馆阁，义列为官书，民间较少流传，一般都无法看到，更谈不到整理和注释。至明代赵以德承丹溪之学（赵为朱之弟子），始为之"衍义"，但仍未有刻本，见者亦不多。清康熙年间，周扬俊认为赵注"理明学博，意周虑审。本轩岐诸论，相为映照；合体用应变，互为参酌"。鉴于赵注尚未完成，周又采喻嘉言之说（周为喻之弟子），加以"补注"，融会而成《金匮玉函经二注》此后，《金匮》注本就逐渐地、从仅有到较多地问于世。

赵后周前的有卢之颐《金匮要略论疏》，书未见，据记载，谓其对《金匮》研究极深。在清代，周扬俊为赵氏《衍义》作《补注》外，有徐彬的《论注》，程林的《直解》，沈明宗的《编注》，魏荔彤的《本义》，尤怡的《心典》，黄元御的《悬解》，陈念祖的《浅注》，唐容川的《浅注补正》，还有清朝廷作为国家编审印行的《医宗金鉴·金匮论注》等。在清 260 余年中，《金匮》注本传世而为我们见到的仅此十家（有其书而未见者不计入）。其中分卷较多的为徐彬、沈明宗、黄元御三家（各 22 ～ 24 卷），较少的为程林、尤怡（各 3 卷）。就其注本的内容来说，这十家《金匮》注，俱系积学之士，对《金匮》毕生摸索，其造诣各有擅长。可以说，《金匮》的注家虽不多，然均精湛可诵。

除了这些《金匮》专著外，还有从杂证方书中因释症、释方而阐及《金匮》方论证治的，虽非专门注本，但对《金匮》的阐述，亦多卓而不凡。例如王晋三选古方而释及《金匮》，邹润庵以疏证本草而释及《金匮》，更有如喻嘉言、徐大椿、张路玉……等阐述杂病而释及《金匮》者。

近50年来，中医学者如恽铁樵、曹颖甫等付出了不少辛勤劳动，对《金匮》的研究探索成绩斐然。解放以后的著作则更多。传道、授业、解惑之书，遍及国内并推及海外。《金匮》方临床应用方面，各地医药杂志所报道更是十分丰富。抚古瞻今，对《金匮要略》的研究探索，发展提高，更是后来居上，越过前人。

在多家《金匮》专注中，他们都是术业有专攻，议论赅今古，出其心得，启迪后人，但我们亦宜有所抉择，不能贪多务得，细大不捐，更不能像"广原搏兔"，致网罗多而弋获少。何老认为选读注本，宜从"两大"、"两小"入手。"两大"即徐彬《金匮要略论注》、沈明宗《金匮要略编注》各24卷，为大部注本；"两小"，即尤怡的《金匮心典》，魏荔彤的《金匮本义》各三卷，为小部注本，各有特长，各有造诣，略述如下：

徐彬的《论注》：其体例自谓："正义疏释备于注，或有释义及总括诸证不可专属备于论。"注是解释原文，论是广泛阐述。他指出读《论注》法，须先将方论药味，逐字不遗熟读贯穿，竭其知识；探讨既久，然后将《论注》验其得失，不可摘段取便，不可仿佛涉略，言简意赅。其《论注》所阐述的，从一字一句，到脉、因、证治，都作了详细的剖析。举例如："太阳病，关节疼痛而烦，脉沉而细者，此为中湿，亦名湿痹。湿痹之候，小便不利，大便反快，但当利

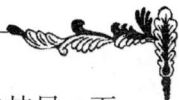

其小便"条的注释。他首先点明病因："此证湿之挟风，而湿胜以致痹者"。接着分析病机："风走空窍，故流关节；风气滞于中，故通心而烦；风为湿所搏，失其风之性，故脉沉而细……气既为湿所痹，则气化不行而小便不利；大肠主滞，湿行反快而不艰——病风者多便秘，故以湿胜而快者为反耳。"这一解释，夹叙夹议，研极深细，后段分析治法，亦推勘入微。此类注释，徐氏《论注》中比比皆是，洵不愧为喻氏高弟，深得乃师薪传，允推《金匮》的一个好注本。

沈明宗的《编注》：其书致力于"编"与"注"两个方面。他认为仲景书多编次失序处，以《金匮》来说，首篇最明显。沈氏指出："从来著书立言，必先纲领，次乃条目，而是编乃以治病问答冠于篇首，叙例大意仅次后章，且诸方论（指首篇中后八节）头绪参差不贯，使读者如入雾径，失其所之。"因此，他把《金匮》首篇的次章冠首，而为叙例，次以时令，问答阳病、阴病、五脏病、四诊、治法等相贯于后，为一卷；又至双卷，均以病带方，23、24 两卷则存而不论。这一篇次，既合实际，且有理致。关于注的方面，亦多明白晓畅，并能发人所未发，如"寒疝腹中痛，及胁痛里急者，当归生姜羊肉汤主之"条，诸家注释，多从证属虚寒，病在肝经，治以温养着笔。而沈氏强调冲脉，一经点明，使条文的病机、治法和方药更多一番新的悟境。他指出：此连冲脉为疝……肝木受邪。乘脾则腹中痛；本经之气不舒，故胁亦痛，连及冲脉则里急矣，治以当归补养冲任而散风寒……"此类别出心裁的解释，开辟奇经证治之路，扩而充之，颇多启发。

尤怡《心典》：其书卷帙不多，注解极简明扼要，以少胜多，堪称《金匮》注本中"少而精"的代表作。徐大椿

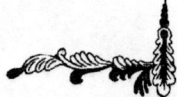

称其"条理通达，指归明显。辞不必烦，而意已尽。语不必深，而旨已传。虽此书奥妙不可穷际，而由此以进，入仲景之室无难也"。江阴柳宝诒称其"于仲景书尤能钻研古训，独称心得"。这些都是对"尤注"的实际评价。《医宗金鉴·金匮要略注》，多采取尤氏之说，足以概见其注疏之价值。值得称述的，尤氏对《金匮》的深入理解，不仅见之于注文，还见之于临床实践。他在《静香楼医案》中，以制肝益脾法治咯血胁痛便溏及中满肿胀；以葶苈大枣泻肺汤治浮肿咳喘；以理中合黄土汤治五年不愈的泻痢便血。特别以肾气丸加减治内饮，治肾虚肺实的咳喘，治阳虚不能化水的水肿，治冲气咳逆，治肾虚齿痛，等等；都是得心应手。把《金匮》方用到机圆法活的境界。

魏荔彤《本义》：魏氏对仲景书研究极深，注释多透彻，说理详明。其释证、释方、释药，阐明经义，更觉精切。如释射干麻黄汤谓："以射干为君，散胸中逆气，佐麻黄姜辛以散表邪，紫冬五味以润肺气，半夏开郁，大枣补中；一方兼解表润里，邪去而正气行，结开而津液复。"议药议方，一以贯之。释泽漆汤方证，更出于精心，首先分析证因，指出："咳而脉沉，里热病也；必素日形寒饮冷，伤其肺脏，变热入里，耗其正津，瘀其痰血而欲成痈也。"继以释药，他说："泽漆，大戟苗也，较大戟寒性虽减，而破瘀清热利水降气有同性，且性缓于大戟，故宜于上部用。佐半夏开之，黄芩泄之，白前、紫参闻之，生姜、桂枝升散之，参、草补益之；可谓预治肺痈稍从急治者矣。"层层分析药性药效，使泽漆汤方证无剩义。

上述四家注本，各有特长，各臻化境。他们对《金匮》的探索，从不同角度上深入，从不同方法上浅出；深入为了理由，浅出为了喻人。不论明理或喻人，其促使《金匮》更好地古为今用，是殊途同归的。上接仲景心源，可称瓣香一贯，值得研究取用。

虽然《金匮》注本不及《伤寒》十分之一，但由于它是古典医著中最早一部有论有方的杂病文献，涉及内、妇、伤、外科44个病种，病因病机有风、寒、暍、火毒、五脏六腑、气、血、痰、食、虫、水……等多样，出方226个，选药158种。病证方药如此繁多，后世——特别是明清医家无论在杂病方书或论药的著作中，都有一定的论述来阐发《金匮》的病证和方、药。这些论述，虽非《金匮》专注，然而碎金片玉，却是作者全神贯注所在，也即是各种方药著作中的结晶部分，金元之李（东垣）、罗（天益），明之王（肯堂）、李（士材）、张（介宾）、赵（献可），在其全集中各有关于《金匮》病证方论的阐述，清代诸家更在所多有。

特别要提的是喻嘉言的《医门法律》，喻氏继《尚论》伤寒之后，取《金匮》证方要旨，精思冥悟，成《医门法律》、论证论方，悉本《金匮》而有所阐发，是一部不名《金匮》的"金匮衍义"。次为徐大椿《兰台轨范》，其书对《金匮》方的串解和临床运用，虽各着墨不多，但都是传神之笔，其金针度人之处，不能以其廖廖数语而忽视也。与此同调，王晋三的《古方选注》，对《伤寒》《金匮》方的注释，都能阐函发微，不释则已，释则洞中窥要，既释方，又释证、释药，一释而"三关"俱通，各家之注，自是不凡。再次为邹润庵的《本经疏注》，其书原以释药为主，参证《伤寒》《金匮》《千金》《外台》等方，说理精当，疏解详备，以药证方，据证论药；方与药相互印证，而经议愈明，颇可作为《金匮》方注读。

何老认为徐、沈、尤、魏四家之书，无妨看作清代注《金匮》最佳之本，并以喻、徐、王、邹书中解释《金匮》方证及方药部分，作为专注以外的散注，朝夕观摩，对读者的深造有得，一定是有所帮助的。

二、《金匮》燃犀录

《金匮要略》一书，为治杂病之大法门。洄溪老人说："《金匮要略》诸方非南阳所自造，乃上古圣人相传之方。所谓经方是也，此乃群方之祖，神妙渊微，不可思议。"

历代医家叙释《金匮要略》，其中见解高超者，确实有惠于后世学者，读之受益匪浅。诸家中对《金匮要略》之理论、方药有突出见识可资研讨者，何任教授平素勤于收集，虽是一鳞半爪，不足以反映诸医家论述《金匮要略》之全貌。但其中独到之处，堪比师法之高论，如对《金匮要略》某节某条见解突出，亦撷拾之。多见有说理分析，明烛物事，一如犀照者。故题札记名谓《金匮燃犀录》，后又附以个人经验加以阐发，缀以按语，整理如下：

1.《脏腑经络先后病脉证篇》"上工治未病"

历代医家对"上工治未病"这条原文说理颇明确。如魏荔彤说："此条乃仲景总揭诸病当预图于早，勿待病成方治，以贻悔也。"程云来说："治未病者，谓治未病之脏腑，非治未病之人也。"包识生说："观夫列条经文治杂病总以治未病为主旨，但此对平证、虚证而言也。若实证则又不尽然。故列圣又有急则治标之论。"这些都概要地阐明治病预图于早。

【按】上工，多释为"大医"、"良工"是良医之谓。医有上工、中工、下工、庸劣之分。上工即医之能"见色之病，按脉知病，问病之处"的高明医生。张隐庵说的："能参合而行之者，可以为上工。""参合而行之"，是指脏腑、阴阳、色脉气血，皮肤经脉内外相应，能参合而行之。即周详诊察，精细判断，能洞悉色脉皮肤、臭气、顺逆、生克制约的。这样认真负责的医生，治疗效果高超，所谓"上工十全九"即是。较逊即为中工，所谓"中工十全七"。下工所知更少，所谓"下工十全六"。至于庸劣者，则指医术低劣，"粗工凶凶"，责任心差，品质亦不良的人。

所谓"治未病"，多数释注"未病"为"无病"，然则无病之人，即常人，有何"治"之必要。可见此"未病"与平常健康人之"无病"有别，即有患病之可能条件存在，或是将病未病之象。而高明的医生，就能预见和分析到"将病"的各方面因素，从而防其病作，故谓"治未病"。"未病"宜释为"病将作""将病"，方为确切。

2．"肝传脾"

赵以德说："肝虚必弱，弱则必为胜者克，奚能传于不胜。"徐忠可说："假如见肝之气病，肝木胜脾土，故知必传脾，而先务实脾，脾未病而先实之。"魏念庭说："四时之气始于春，五脏之气始于肝，故先引肝以为之准。五脏之气旺，则资其所生，病则侮其所克。所以肝病必传于脾。"《医宗金鉴》说："良医知肝病传脾，见人病肝，先审天时衰旺次审脾土虚实。时旺脾实，则知木不受肝邪，不须补脾，直治已病之肝。若时衰脾虚，则知肝必传脾，先补未病之脾，兼治已病之肝。""上工不但知肝实必传脾虚之病，而且知肝虚不传脾虚，反受肺邪之病……然肝虚则用此法。若肝实则不用此法也。"

【**按**】"肝传脾"之论，为阐述"治未病"之具体例子。

《素问·阴阳应象大论》所谓："邪风之至，疾如风雨。故善治者治皮毛，其次治肌肤，其次治筋脉，其次治六腑，其次治五脏。治五脏者，半死半生也。"从这里可以看出，治病在于迅速、及时，要做到"见微得过，用之不殆"。即在疾病初起的时候，便能知道病邪之所在，及时进行治疗，就不致使病情发展到沉重或危险的境地。亦即《素问·四气调神论》所说的："不治已病治未病，不治已乱治未乱，病已成而后药之，乱已成而后治之，譬犹渴而穿井、斗而铸锥，不亦晚乎？"

肝病传脾之机理，宜与《难经·十二难》《难经·七十七难》《难经·八十一难》全面合观。临床上以此理论为指导者，一般说，既注意五行生克关系，又须分清虚实。例如1978年8月14日诊治一位凌姓女病人，32岁。主诉平素常有四肢乏倦，指头不温，饮食少而不知味，大便溏薄，甚则大便次数多，腹泻。近日以事思虑，不遂于心，时感头痛，目眩，心悸，失眠，烦闷。脉弦而沉，舌质淡苔薄。诊为肝阴不足，肝阳上扰，而营液虚，水不涵木，火动痰升。则头痛目眩诸症出现，结合其素有脾阳不足肢倦便溏纳少诸象，认为宜滋肝阴并理脾阳，不使肝病而引起脾虚痼疾复作。乃用熟地黄、白芍、杞子、茯神、枣仁、牡蛎、淮小麦、红枣复配以理中汤，即同时加用党参、炮姜、炙甘草投治。病人服完3剂，睡眠安，头痛目眩愈，自感精神佳爽，大便正常，饮食知味矣。此从另一方面看，似亦能说明"见肝之病……当先实脾"的一个实例也。

3. 痉病

《金匮要略·痉湿暍病脉证治》论痉病，"若发其汗者，寒湿相得其表益虚，即恶寒甚。发其汗已，其脉如蛇"。

徐忠可说:"若发汗已,脉上下不动而中行如蛇,正亏邪亦衰矣……仲景论痉,前后未尝重湿为言。即后出方药味亦不专主湿,仅于此之寒湿相得,略露端倪。后立三方,仍治风寒,或主驱热,可知痉症之湿,非湿流关节之比,但风寒为湿所搏,故仍以治本为急也。然则痉证之湿,从何来乎?不知痉之根,原由亡血阴虚。而痉之湿,乃即汗余之气,搏寒为病也。故产后血虚汗多致之。太阳病汗太多则致之,风病下之而并耗其内则致之,疮家发汗则致之。此仲景明知有湿而不专治湿,谓风寒去而湿自行耳。"

【按】尤在泾说:"痉为风强之病,而筋脉受之。"痉之分类,除刚痉、柔痉外,尚有可用下法之痉与变痉数种。而其致病因素:一为太阳病发汗太多,二为风病下后或复加发汗,三为疮家身疼痛而复加发汗。总的说都与伤津液有关,而痉较完整之症状则是"身热足寒,颈项强直,恶寒,时头热,面赤,目赤,独头动摇,卒口噤,背反张,脉弦"。或其脉为"按之紧如弦,直上下行"。总的看来,全篇论痉的病机主要应是风寒外感误治伤津,或客邪入里燥实可下之痉病。而以寒湿立论者,惟此节而已。因之历来医家亦有对本节持怀疑者。如程郊倩即说:"若发其汗"下"文义不属,存疑待考"即是一例。痉病而见本节"身热足寒,颈项强直……"证象,若发其汗,汗湿与外寒相合不解,病人之表气也因为发汗而更益虚怯,将出现恶寒更甚之变证。而发汗后,病人脉象亦出现扭挣不直,如蛇之游行状。余于临床诊治痉病时对本条曾揣摩体会之。痉之前兆亦常有如感冒者,诊脉多浮,其治往往多用表汗之法。经汗之后,痉作,其脉亦能转为浮紧,并夹有据滞不前之变脉,即古人所说的汗后阳气退潜,寒湿之邪为汗药引动。谓"若发其汗者,其脉如蛇"，信欤。

王海藏分经论痉说：发汗太多因致痉，身热足寒，项强恶寒，头热，面肿目赤，头摇，口噤背反张者，太阳痉也。若头低视下，手足牵引，肘膝相钩，阳明痉也。若一目或左右斜视并一手一足搐搦者，少阳痉也。汗之、止之、和之、下之，各随其经，可使必已（太阳痉属表、无汗宜汗之；有汗宜止之；阳明痉属里，宜下之；少阳痉属半表半里，宜和之；所谓各随其经也）。神术汤加羌活、麻黄治刚痉解利无汗；白术汤加桂心、黄芪治柔痉解利有汗；太阳阳明加川芎、荆芥穗；太阳阳明加羌活、酒大黄；少阳阳明加防风、柴胡根；热而在表者加黄芩；寒而在表者加桂枝、黄芪、附子；热而在里者加大黄；寒而在里者加干姜、良姜、附子云云。此论颇得仲景伤寒之法，而于痉病表、里、寒、热、虚实之辨亦颇周详，寒湿致痉亦概括在内，颇有益于临床参考。

余体会到：葛根汤中寓一桂枝汤以调营卫，麻黄开发腠理，葛根清肌热、缓筋脉、养津液，用治刚痉颇为得当。临床上即用治感冒而有头痛、肩脊有牵掣感、拘急酸楚（如俗语"落枕"之感觉）者亦多有效。栝楼桂枝汤中亦寓一桂枝汤以调营卫，而栝楼根生津、润燥、舒筋脉，用治柔痉亦宜。其方后有"取微汗，汗不出，食顷啜热粥发之"。是以谷食微使汗而驱邪，不致伤正，则痉急可解。余于临床两方亦常兼而用之，且引申用之治小儿惊痫，亦常以葛根汤加味颇能稳妥取效。

4.百合病之病名、病因

尤怡认为："百脉一宗者，分之则为百脉，合则为一宗，悉致其病，则无之非病矣。"徐忠可认为："此言伤寒虚劳之人都能正气不能御邪，致浸淫经脉。现证杂乱，不能复分经络，曰百合病谓周身百脉皆病。"《诸病源候论》说："百合病者，谓无经络，百脉一宗悉致病也，多因伤寒，虚劳，大病之后不平复，变成斯疾也。"赵以德说："此云百脉，果何脉欤？……何以一宗而悉致病耶？盖尽归于手心主也，手心主血主脉……"魏荔彤认为："百合病者，肺病也。肺主气，肺病则气病，气病则脉病，可以递言也。百脉一宗，言周身之脉，皆一气为之宗主而已，气既病，则脉焉而不悉致其病者乎。"黄竹斋认为："血海为百脉所归宗，乃化精补髓之源，而脑为髓海，若经络淤有热毒，而脑神失灵而志意昏聩，西医所谓神经衰弱也……赵氏以为血病，魏氏以为气病，皆非也。"

【按】百合病历代医书解说都互有进出，就百合病之病名来说，《金匮本义》认为："百合病用百合，盖古有百合病之名，即因百合一味而瘳此疾。因得名也。"这个说法比较实际。正如《伤寒论》太阳病桂枝证，亦是病因药而得名。

至于百合病之病因病机，《医宗金鉴》的说法比较近理，认为："伤寒大病之后，余热未解，百病未和。或平素多思不断，情志不遂，或偶触惊疑、卒临景遇，因而神形俱病，故有如是之现证也。"百合病多以大病之后余邪未清为主，而其人平时亦多有七情郁结，病后心肺阴虚而内热未净。故神情不宁，似寒似热。而口苦、小便赤、脉微数即是其征，故百合病四方，多以滋阴清热为主。

余遇患热性病病后阶段，有口苦，尿黄或赤，并有某些神经系统见证者，往往先考虑分辨其是否符合本病。例如1975年7月遇一例病人陈某，男性，42岁。据病历谓身热不除2周，头痛便闭，经西医检验为副伤寒而收住入院。用抗生素类后，身热退，胃纳不开，思食又不欲食，睡眠恍惚，懒怠倦乏，神情沉滞，少言少动，曾服多酶素等药物均不见效。亦曾服过中药都吐了云云。初诊：面色微黄，舌质红，苔薄，主诉口苦，大便欠畅，小便黄赤，脉微数。乃考虑此热病后余邪未清，百合病也。处方：百合30克，知母9克，生地15克，天水散15克。初投1剂，未见呕吐，又续服1周，共进药8剂，而神情渐平稳，口苦已无，小便转清。又予和中健胃之剂而愈。另一例罗某，女性，35岁，1976年8月初诊。主诉记忆衰退，失眠易怒已半年余。缘于怀孕以后，因口角气恼，骑自行车摔跤而大量见红。医院认为胎不能保留而做刮宫术，术后一度身热，面红烦躁，服西药后热除，随即出现神情沮丧，悲哭不宁，消极不愿服药，各项检验均无异常。家属陪同就治于中医，谓觉口味苦，大便偏燥，小便黄，脉数，苔微黄，舌质微红。乃思此原于七情郁结，手术后又曾身热。病人不愿服药，时令较炎热，于是嘱购百合，煮汤不加糖，代开水服，服二三天以后，家属又陪病人来，自感口苦好些，小便清些，乃加以开导劝说，并以百合30克，生地黄15克煎服，连服15剂而诸症尽解，神情正常而愈。

徐洄溪论百合病谓："此等症，病后得之者甚多，医者不知，多方误治，以致病气日深，不可救疗，始终无一人能识之者，遍地皆然也。"考百合病，其病常见为阴不足而阳有余，故见证中可依凭的仅为"口苦，小便赤，脉微数"。而"得药则剧吐利，如有神灵者，身形如和"，亦是辨别本证的颇能参考的特点。本病可发生于热病之后，如上陈姓病例；亦可由情志不遂而引起，如上罗某病例。用药宜甘平而淡，若药味浓厚，胃不能受纳，故用百合，亦犹五苓之能疗

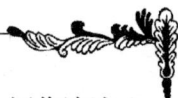

饥而与胃腑相契合然。所加之药，亦属平淡之品。汗伤津液加知母；下伤脾阳加滑石、代赭；吐伤胃液，加鸡子黄；病形如初，用地黄，等等。余临床常用百合地黄汤，除以之治上例病证外并合甘麦大枣而治神经官能症以及妇女更年期障碍，往往于平淡中见奇功。并曾用此方适当配合其他药治过轻型精神分裂症，亦有一定效用。

5. 狐惑病、阴阳毒

狐惑病历代各家都以虫、风、湿热蕴毒等阐述病因。唐容川论狐惑谓："别家注有言泻心汤不能杀虫；疑是误写，不知乌梅丸用姜连，亦是治虫妙药，则知泻心汤必能治虫……此方原治痞满，余亲见狐惑证胸腹痞满者，投此立效。可知张仲景之方，无不贯通，真神方也。"此论的是。余治此症，用甘草泻心场。本方能补中开结，治胃气虚弱，气结成痞，症见完谷不化，心下痞满，或干呕，心烦，腹中雷鸣，或泄利。然用之于狐惑之蚀于上部者更为平稳适宜，而以冰硼、熊胆外治，亦无不可也。近年余治狐惑证，除用本方外，局部溃疡并适当外用双料喉风散喷敷（广东梅州市产），收效尤捷。谢映庐治下唇生疮案用椒梅附桂连理汤去甘草，可能从丹溪"口疮服凉药不愈者，因中焦土虚，且不得食，相火冲上无制，用理中汤，参、术、草补土之虚，干姜散火之标，甚则加附子，或噙官桂亦妙"中参考而来。其法虽与《金匮要略》不同，然亦能有治效，可以探究。

张路玉论阴阳毒谓："长沙不入伤寒，而列之于《金匮要略》者，以见证庞杂，六经例中无一可归，故次之于百合狐惑证下。"《医宗金鉴》谓："此证即今世俗所谓痧证是也。"魏念庭则认为："阳毒之为病，厥阴血分蓄热，较浅者也。"而"阴毒之为病，血分积热同于阳毒，而更深更盛

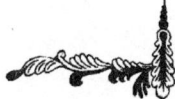

者也"。

【按】阴阳毒为何证，目前似尚无定论。认为疫毒发斑者有之，认为系感受外邪，偶受不正之气而发者有之。升麻鳖甲汤方古今评价亦有异，如《济阴纲目》谓：阴毒升麻鳖甲汤治阴瘕，即本方水煎，调雄黄末服。董氏《医级》云："大抵亢阳之岁多阳毒。流衍之纪多阴毒，但每遇此症，按法施治，曾无一验，几遇此证，多以不治之症视之。"丹波元简则认为："见此二症，先用咽喉利痰方治之，全活甚众。"余忆《鼠疫抉微》记清同治间鼠疫流行，沪医曾以升麻鳖甲汤合桃仁承气加藏红花等化裁治鼠疫，颇多生全并弭平疫势。可见本方运用恰当，并非无验。余曾以本方加减治血小板减少性紫癜，亦获显效。

6. 疟疾篇

"温疟，其脉如平，身无寒但热，骨节疼烦，时呕，白虎加桂枝汤主之"条文。

历代注家对之颇有发挥。程云来谓："但热不寒，则与瘅疟无异。意在《内经》以先热后寒为温疟，仲景以但热不寒为温疟。脉如平，其气不及于阴，故但热无寒，邪气内藏于心，故时呕，外舍于肌肉，故骨节疼烦，今阳邪偏胜，但热无寒，加桂枝于白虎汤中，引白虎辛寒，而出入营卫，制其阳邪之亢害。"徐忠可认为："然则先热之温疟，其热多，正与瘅疟同一机局，故仲景止挈一温疟二字。而下所注则身无寒但热，骨疼烦时呕，皆瘅疟之证，但曰脉如平，以比疟脉自弦者有别。谓冬不藏精而受邪之温疟，与肺素有热而加外感之瘅疟，皆邪不传少阳，故主以白虎加桂枝汤。"魏念庭认为："温疟者，热积于内，阳盛阴伏，无寒但热之证也……其所以其脉如平人，此温疟之邪浅也。"尤在泾认为：

"瘅疟者，肺素有热而加外感，为表寒里热之证……故不作寒也。温疟者，邪气内藏肾中，至春夏而发为伏气外出之证，寒蓄久而变热，故亦不作寒也。脉如平者，病非乍感，故脉如其平时也。"陈修园认为："脉平而主以白虎加桂枝汤者，凭证不凭脉也。"

【按】《内经》有两温疟，皆有阴阳往来寒热之证，而此之无寒但热，亦谓之温疟，是以疑惑难解矣。此条温疟，身无寒但热，为白虎汤之正证。加桂枝者，以有骨节烦痛，既以逐筋骨间之伏寒，亦有调营卫之用。考《三因方》白虎加桂枝汤治温疟，其证有先热后寒，恶风多汗，亦宜共参。至于温疟其脉如平者，陈修园之虽固足取，实亦说明本篇一开首即说"疟脉自弦"既是常见，然而不见弦脉的疟病亦有，有常有变，知常达变。验之临床确实如此。

《金匮要略》论疟，虽仅3种，而总论其治法，并列述汗、吐、下、温、清、针灸及饮食消息皆为治疟成法。古人治疟，远不如近代之方药众多，而是除《金匮要略》鳖甲煎丸、白虎加桂枝汤、蜀漆散3方并柴胡去半夏加栝楼汤、柴胡桂姜汤等外，亦只是《千金方》蜀漆丸之治痎疟；鲮鲤汤之治瘅疟；《千金翼方》外治截疟法；《外台秘要》《济生方》《和剂局方》《易简》等若干方。一般治疟都在上述诸方中选择用之，其用法亦多有差异。例如论治疟之法徐灵胎说："憔三日疟则煎剂不能取效，宜病日用煎方以驱邪，余两日用温补以扶元气，又如避风静养，则庶几矣。"诚然，疟病发时，以截疟为主，在辨证选方中，时下则除《金匮要略》等诸方外，亦常加用常山、草果、青蒿之类，并可选用针灸、敷穴疗法。病情控制，则在扶元，防其复发。

7. 中风

风与痹之说，历代医家并古今《金匮要略》注家对《中风历节病脉证并治第五》"夫风之为病，当半身不遂，或但臂不遂者，此为痹，脉微而数，中风使然"一节，多认为是风与痹之鉴别，亦有认为是痹、风两者轻重之辨。如《金匮要略》谓："风病《内经》论之详矣，但往往与痹合论，后人惑之。故仲景复言之曰，风之为病，当半身不遂，即《经》所谓偏枯也。或但臂不遂者，非中风也，即痹病也。"《金匮悬解》亦谓："但臂不遂者，此为痹非风也。"《金匮编注》谓："此分中风与痹也……痹者，邪气闭塞经邃，气血不通，较之中风，则又轻也。"《金匮衍义》谓："此证半身不遂者，偏风所中也。但臂不遂者，风邪上受也……故曰此为痹。"

【按】中风之病，《素问·邪气脏腑病形篇》《灵枢·九宫八风篇》等均有记载。有称偏枯、仆击、薄厥、大厥等，亦即《三因方》所称卒中。考《内经》言本病病因内外并重。膏粱之体，正气不足，营卫虚衰，虚邪偏客。大怒血菀，气血上逆可致其病。《金匮要略》承《内经》益多发挥。上所列举各注家均言中风与痹之鉴别，谓半身不遂为中风，臂不遂为痹。惟喻嘉言别出心裁，谓臂不举为半身不遂之浅，认为此节系论中风脉证与病机，其证半身不遂，或仅臂不遂也。此说亦足参考。仲景以轻重之风邪分风与痹，故半身不遂曰风，但臂不遂曰痹。然余验之于临床，则风亦有全身不遂者，痹亦有四肢不遂者也。要之，痹则神志多清；风则神志多昏。而风与痹皆因外邪偏客虚人，伏留形体所致。与伤寒之中风在六经者名同实异耳。

本节言中风之脉象脉微而数。脉微者，正气虚也；数

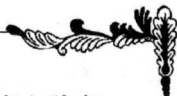

者，邪气胜也。气血不足，阴阳偏颇则生内热。痹之脉象，多见沉涩。余于临诊时加辨索。《金匮要略》本篇所列四方，既能示人以规矩准绳，亦为临诊实用之方剂。如侯氏黑散，主治中受风邪，夹寒尚未变热，或正趋变热，四肢烦重，而心胸中有恶寒和空虚之感觉，适用本方。有祛风、除热、补虚、下痰之作用。余于1978年8月24日诊治赵某，男，54岁，平时嗜酒，患高血压已久，近半年来感手足乏重，以两腿为尤甚。自觉心窝部"冷豁豁"。曾服当地中西药未能见效，诊脉弱虚数，苔白。乃予侯氏黑散。方用：杭菊花120克，炒白术30克，防风30克，桔梗15克，黄芩15克，北细辛3克，干姜9克，党参9克，茯苓9克，当归9克，川芎5克，牡蛎15克，矾石3克，桂枝9克。各药研细末和匀，每日2次，每次服3克，以温淡黄酒或温开水吞送。嘱先服半个月。1个月以后，此病人来复诊，谓：心窝头冷已很少见，手脚亦有力，能自步行来城里。经当地乡村医生量血压2次，已不高。自行服完多余之药粉，要求再配1料续服云云。余深感仲景方如能用得适当，其效用十分满意。而如侯氏黑散之以菊花为君，其量数倍于他药，必按原方比例用之，方能捷效。仲景方不传之秘，极多在剂量比例上欤！至于风引汤，余曾用治癫痫，亦能应手。至防己地黄汤，徐灵胎谓："此方他药轻而生地独重，乃治血中之风也。此等法最宜细玩。凡风胜则燥，又风能发火，故治风药中无纯用燥热之理。"此论足以为探究仲景立方深意之一助。

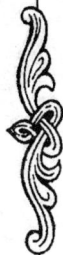

8."盛人脉涩小，短气自汗出，历节痛不可屈伸，此皆饮酒汗出当风所致。"

此节条文魏念庭谓："盛人者，肥盛而丰富之人也。外盛者中必虚，所以肥人多气虚也。气虚必短气，气虚必多

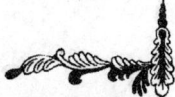

汗，汗出而风入筋骨之间，遂历节疼痛之证见矣。"徐忠可曰："盛人肥人也。肥人湿多，脉得涩小，此痹象也。于是气为湿所搏而短，因风作使而自汗，气血为邪所痹，而疼痛不可屈伸。然肥人固多湿，何以脉骤涩小，岂非酒湿困之乎？何以疼痛有加而汗出不已，岂非湿而夹风乎？脉证不同，因风则一，故曰，此皆饮酒汗出当风所致。"赵以德谓："肥人本多气多血，其脉充盛，今反涩，由其血不足也。小者，气衰也。"

【按】肥盛之人，气血旺盛，脉应滑大。现见涩小之脉，可知病人外形虽盛，然其里虚，阳气不足，故短气、自汗出。汗出腠理虚，外风入侵。况盛人原多湿，又饮酒当风，风湿相结则为历节痛不可屈伸矣。余观《金匮要略》言历节，有热为湿郁者，有血虚风扰者，有风湿相合者等。虽有此分，且其原因亦不尽一致，然则从虚而得则数者均相同，可见历节之成因虽有各个方面，终不能离一虚字。由是观之，则历节之脉，或曰"寸口脉沉弱"，或曰"少阴脉浮弱"，或曰"盛人脉涩小"，俱为虚证。余每于临诊时分析体验之，亦多能符合。

9. 血痹与虚劳

血痹、虚劳系两类疾病，均属虚证，统归血病。血痹病见在外，或曰病在躯壳。虚劳病见在内，或曰病归五脏。血痹者，所谓尊荣人，骨弱肌肤盛，血有余之病也。虚劳者，多由烦劳过度，形消骨立，血不足之证也。两病证之异同，大概如此。

考血痹之名，出《灵枢·九针》。《素问·五脏生成》所谓："卧出而风吹之，血凝于肤者为痹。"即指血痹也。缘于气血虚弱，当风睡卧，或因劳汗出，风邪乘虚入侵，使气血闭阻不通。其症见身体不仁，肢节麻痹，脉微涩，尺脉小紧。一般说血痹多见麻木不仁症状，然亦有"如风痹状"者，乃指证重时亦可出现疼痛也。其治多在益气和营、通阳行痹，仲景于血痹之治法为针引阳气，并出黄芪桂枝五物汤一方而已。盖黄芪桂枝五物汤以桂枝汤去甘草，加黄芪，倍生姜。以和营之滞，助卫之行，亦针引阳气之意。以脉阴阳俱微，故不可针而调以甘药也。或谓：血痹病机为气血不足，导致外邪侵袭，何不以气血双补以扶正祛邪？余意以为《素问·阴阳应象大论》有"形不足者，温之以气"之论，血痹乃形气不足之证，病机属血行涩滞而气虚感邪所致。血之涩滞，宜畅其行。故应重在补气以活血，温煦以益虚。本方能达益气和营通阳之作用，余于血痹证，除用本方外，亦视证情而采用当归汤（当归、赤芍、独活、防风、赤苓、黄芩、秦艽、杏仁、甘草、桂心等）亦能得效。

虚劳，《金匮要略》与血痹同论。考《诸病源候论》《圣济总录》诸书，所谓虚劳者，凡因气、血、脏、腑虚损所致诸疾，亦多概括于虚劳之内。至于骨蒸、传尸等亦归属之。余以为《金匮要略》言虚劳乃指气血脏腑之虚损；后世论虚劳则合劳瘵而言。然而则《金匮要略》言虚劳亦有肾虚、肝肾俱虚、阴阳不和、阴阳俱不足、虚劳夹风气、肝虚火旺不眠、干血虚劳种种。所论虚劳之脉，主要脉象为大或极虚。脉大乃指濡软空洞之脉象；极虚为气分耗伤，为内衰之征也。虚劳治方桂枝加龙骨牡蛎汤（后有列天雄散方，以天雄（炮）3 两，白术 8 两，桂枝 6 两，龙骨 3 两杵为散。然缺主治证。据《方药考》谓此为补阳摄阴之方，治男子失精，腰膝冷痛。小建中汤、黄芪建中汤、八味肾气丸、薯蓣丸、酸枣仁汤、大黄䗪虫丸等七方，除大黄䗪虫丸外，其余都是以补虚为主的方剂。可见虚劳诸症，虚多实少。所谓"劳多虚补，伤多实攻"。仲景立多方以补虚；而五劳七伤干血，徒补无益，立大黄䗪虫丸方为祛旧生新，缓中益虚之法。虚劳诸方，历来临诊应用最常，效果均佳。以薯蓣丸言之，本为治"虚劳诸不足，风气百疾"而设。虚劳多夹有风气者，乃指多种内风之症，如风痹、风眩等。故治是证，正不可独补其虚，亦不可着意祛风气。薯蓣丸以参、地、芎、归、苓、术补其气血；胶、麦、姜、枣、甘、芍益其营卫；而以桔梗、杏仁、桂枝、防风、柴胡、白蔹、豆黄卷、神曲以祛风行气；其用山药最多者，以其不寒、不热、不燥、不滑，兼擅补虚祛风之长，又理益脾胃，故以为君，亦是阐明正气理而后风气可去之意。余治屈某教师脾胃虚弱，纳谷不香，畏寒怕热，遇风冷则头眩，两目视物不清，多语气怯，苔薄脉虚之证，治用薯蓣丸。服3月后，头眩、气怯减轻，胃纳旺健，目视物亦清矣。本方允为理虚之良法也。

10. 以脉之浮、沉辨咳治

《金匮要略·肺痿肺痈咳嗽上气病篇》谓："咳而脉浮者，厚朴麻黄汤主之；脉沉者，泽漆汤主之。"由于文字过简，又不叙见证。读此条者，多以脉象及处方用药加以分析，故历来议论不尽相同。尤在泾谓："此不详见证，而但以脉之浮沉为辨，而异其治。"唐容川谓："此节不详见证，非略之也。因此篇以肺痿、肺痈为主，本节一咳字，盖谓此与痿痈之咳无异。独其脉与痿痈之脉不同，而见脉浮者，则为外寒，见脉沉者，则为内饮。主用麻黄、泽漆汤，均不得误作痿痈治法也。合痿痈之咳与痿痈之脉观之，实为精详。"

【按】肺痿肺痈咳嗽上气，皆肺之病也。肺主气，气结宜宣发，气散宜收敛，气寒宜温，气热宜清，气实宜泻，气虚宜补。本篇10方，其分治井然：如治肺痿用甘草干姜汤；治肺痈脓溃轻证用桔梗汤；治肺痈壅重实证用葶苈大枣泻肺汤；治咳嗽上气表邪寒饮用射干麻黄汤；治咳逆上气浊痰壅塞用皂荚丸；治风寒夹饮之咳用厚朴麻黄汤；治结饮停水之咳用泽漆汤；治虚火咳逆用麦门冬汤；治外邪内饮气壅肺胀用越婢加半夏汤；治外邪内饮水积肺胀用小青龙加石膏汤。由是观之，以上10方虽分治肺脏咳喘诸症，然其治则方义，总不离阴、阳、寒、热、表、里、虚、实，或温，或清，或散邪，或宣发，或破结，或攻痰，或破气，或凉血，或合用，或分投，或脉之浮、沉辨咳之治，此类文字，古医籍中亦非仅见。总在临诊诊断明确、辨证清楚，择善选用即可。唐氏之论，可参考也。辨证已明，处方自易。且汉以下诸家学说方治见于医籍者甚为丰富，有胜于前人之处方，亦均可随证参照选用。如余于临诊中遇肺脓疡病人，亦有用《金匮要略》方者，亦有用后世方者，亦有用自身经验方银花大贝散（麦冬、玄参、大贝母、银花、桔梗、百部、连翘、冬瓜子、甘草、沙参、薏苡仁、蒲公英）者，亦往往获得显著之疗效。

11. 奔豚气病

《金匮要略》说："奔豚病，从少腹起，上冲咽喉，发作欲死，复还止，皆从惊恐得之。"考奔豚之名，始见于《灵枢·邪气藏府病形篇》。它说："肾脉……微急为沉厥奔豚"。张隐庵集注谓："肾为生气之原，正气虚寒，则为沉厥，虚气反逆，故为奔豚。"《难经》则于论积聚何以区别时提到："肾之积，名曰贲豚（即奔豚），发于少腹，上至心下若肠状，或上或下，无时，久已，令人喘逆、骨痿、少气。"

《金匮要略》论奔豚之证治并同时言及吐脓、惊怖、火邪等"四部病，皆从惊发得之"。可见奔豚与吐脓、惊怖、火邪之病因相同，此古人借宾以定主之叙述法。现且不谈余三病之病因。而奔豚为肾病，又从惊恐所得，此所谓"肾伤于恐"。余意以为奔豚从惊恐得之，并非单指一时所受之大惊大吓，应当包括平时屡积之神情惶悚而言。此种神情不宁，久不能解，乃伤及心、肝、肾者有之。奔豚之主症，其证起于少腹，上乘于心。气冲及胸脘或咽喉，如幼豚之奔突状。发作时痛苦甚剧。或见腹痛，或见往来寒热。病久延不愈者，亦可见咳逆、骨痿、少气等症。此证有发于肝邪，属热者；有夹肾气属寒者；有心气不足、水气上逆者。《金匮要略》出3方分而治之。《医宗金鉴》认为："奔豚气上冲咽喉，发作欲死，是奔豚之甚者。气上冲胸，腹痛，往来寒热，是奔豚之微者。甚者以桂枝加桂汤，从肾逐阴降逆；微者以奔豚汤，以心调血散逆也。""脐下悸者，肾邪乘虚上干心病也……欲作奔豚者，有以奔豚之状而将作未作也，茯苓桂枝甘麦大枣汤，所以补火土而伐水邪也。"奔豚3方，验之临诊，投治多效。后世疗奔豚气方，有李东垣之奔豚丸，治患奔豚而脉沉滑者，方用厚朴、黄连、苦楝子、茯苓、泽泻、菖蒲、元胡、附子、全蝎、独活、川乌、丁香、巴豆霜、肉桂等。余尝试用，认为服法增减烦琐，不易为病家所掌握。

本病究系何疾，古今中外医家亦有不同见解。如日本汉方医家矢数道明认为："……奔豚症状若用现代病名表达，就是癔病或神经性心痛。"津田玄仙则认为："奔豚者，肾积也，发作时如豚奔，自少腹上冲，以至胸塞，可知必有隐邪内留。故其主方宜用苓桂术甘汤及肾气丸之类，一定不要认为是留饮之外的某种别证。"此类见解，可作为研究本病之

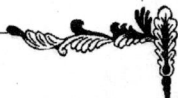

参考。

12. 胸痹

"脉当取太过不及，阳微阴弦，即胸痹而痛。"

【按】脉之部位以寸为关前，主上焦，为阳。以尺为关后，主下焦，为阴。今有上焦阳脉不及之微，下焦阴脉太过之弦。可知胸阳不振，阴邪反盛。阳虚阴盛，寒侵于胸，故作胸痹心痛。可知"阳微阴弦"为形成胸痹之主要病机。正是阴盛寒邪乘上焦心阳之虚而干扰则痹阻乃作。故谓"责其极虚也"。然则单是阳虚若无阴邪上干亦不致成病。故又谓"以其阴弦故也"。可见胸痹之病，有虚有实，虚中有实。

胸痹主要之症状为喘息，咳唾，胸背痛，短气，寸口脉沉而迟，关上小紧数。主方为栝楼薤白白酒汤。胸中气闭不通，则呼吸为之不利，而喘息咳唾则胸背为之作痛，气息短而不长。皆由于上焦之阳不足，阴寒乘之以致膈间闭塞不通，故其脉寸口沉而迟，关脉小紧数也。栝楼薤白白酒汤，假薤白、白酒以助行胸中之阳，以蒌实以消痰浊、下积气。于临诊用本方，极能起通阳、散结、豁痰、下气之功。诸如胸痹、胸痛、胸痛彻背、背痛彻心、咳嗽痰多，乃致心绞痛等运用确当均有显效。《金匮要略》胸痹心痛短气篇共9方，治胸痹，治心痛，治虚证，治实证，治轻证，治重证，治久病，治新病，解痰浊，平痞逆，通阳，散寒，可合用可分治，均可随证化裁。余于1979年2月15日遇一渗出性胸膜炎患者，男性，32岁。其主症胸脘不舒、胸痛不已，自感一股气由胁下冲心窝，脉证俱实，乃处全栝楼21克，薤白12克，川桂枝9克，厚朴9克，枳实9克。加郁金9克，川楝子9克，柴胡9克，乳香、没药各0.5克。服药4剂以后，胸痛解，胁下气冲心窝感已无。按：此病人西医诊为渗出性

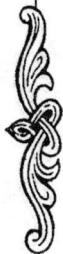

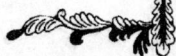

胸膜炎，患者发现本病不久，而见证符合胸痹痞气上逆"胸满胁下逆抢心"之特征。属新病、实证。故以枳实薤白桂枝汤全方（五味）加郁金、川楝子、柴胡、乳没，数剂而征象全解。盖方中枳实、厚朴泄其痞满，行其留结，降其逆抢。复得桂枝通阳化气，则胸中滞塞自开。以此之药与栝楼、薤白之专治胸痹者合并用之，其意或亦去疾务尽之旨欤！又如乌头赤石脂丸，治心痛之阴寒邪盛，心痛彻痛，背痛彻心者，以乌头、蜀椒、附子、干姜辛温散其阴邪，复其阳气。赤石脂填涩厥气横冲，使气血疆界之乱得正，并安和心气，温调收敛，使寒去而正不伤，故治效亦佳。

13. 腹满、寒疝、宿食病

腹满、寒疝、宿食三者均可见胀满疼痛，多属中下焦病。故《金匮要略》合而论之。然则腹满为主症，属寒满者，腹痛持续不除，即略减轻，不久仍胀满如故。其证虚实之辨，在于按之不痛与痛。一般宜以温法进治。但腹满各症中亦有非寒满者：或兼表证，则腹满而又发热，饮食如故，脉浮数者用厚朴七物汤；气胀而大便闭腹痛者，用厚朴三物汤；至于按之心下满痛的阳痹积实腹满，则用大柴胡汤；积胀重者，往往腹满不减轻，非大承气汤不解；寒实积滞，胁下偏痛，发热，脉紧弦者则以大黄附子汤解其寒积；亦有腹鸣痛、呕吐、胸胁逆满，往往属脾虚寒痛，宜附子粳米汤；脾虚而阴盛之腹满。心胸中大寒大痛，上下痛不可近而呕不能进食者则用大建中汤。种种腹满，有实有虚，或寒或温，宜攻宜补，都应分辨清楚。余临诊所见，腹满之属热积者，易辨易治。属虚寒者则多为脾虚不能运化而郁气填塞所致，当审证明确，不贪近功，以渐取效。

寒疝病，主要脉证为腹满，脉弦而紧，恶寒不欲食，绕

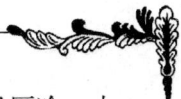

脐作痛。其阴寒重证则发作时剧痛而冷汗出，手足厥冷。由于病机为阴盛阳衰，故脉亦沉紧，以大乌头煎之大辛大热解入里之沉寒。本方以乌头一味先煎去渣，加蜜再煎，然后视体格强弱不同分别取服，而且其服法是："不知，明日更服，不可一日再服。"此为用本方应当注意处。寒而血虚之用当归生姜羊肉汤及表里俱寒之用乌头桂枝汤亦为临诊有用者。至后世言本证之成病原由，谓系坐卧湿地，时寒涉水，冲风冒雪，或因房劳等所致。多用温里散寒，行气除湿以治。东垣天台乌药散用治寒疝之小腹痛，引控睾丸者，效用甚著，可补《金匮要略》治寒疝方之不足。

宿食证为腹中宿食不化，《金匮要略》详其脉，盖宿食之常见脉为紧如转索无常。考《脉经》谓："脉紧，如转索左右无常。"常见为紧中带滑，乍紧乍滑，若按转动之绳索，形体变幻无常。其证或兼头痛或兼下利。总在祛其邪实，或吐或下。临诊遇宿食患者多常用消导药如保和丸、枳实导滞丸之类，未必尽取吐、下法也。

14. 五脏风寒积聚病

本篇所论五脏中寒、中风和真藏脉并三焦，大小肠虚、实、寒、热的症状。所说之中风、中寒与《伤寒论》所论之中风、中寒不同，与《内经》五脏风似稍相近，但亦未尽相同，故其意义有别。且缺失亦多，欲进一步探索不无阻碍。

此篇论多而方少，只肝、脾、肾三经有方且其中麻仁丸，仍借《伤寒论》方。有谓本篇心肺二脏不立方药，仲景重在论理，方药可随证借用，如肺风之可借用麻杏石甘，肺寒之可借用甘草干姜之类是也。曰肝着、曰肾着、曰脾约，是三经之特殊证候，与风寒积聚之治法不同，故不能不另立法方以疗之云云。

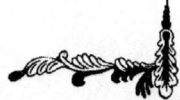

肝着（一作肝著）其主症为胸胁痞闷不舒，甚则亦有痛胀，病人常喜捶，敲或按捺胸部以减轻其不舒，此证未见或初起时欲饮热。心生血，肝藏血，郁则肝之气血滞着经脉，凝瘀而不行，故有上述见证。气血郁滞，经脉凝瘀，略予捶击按摩不舒部位或初起轻时饮以热物汤水，可以舒如片刻，然则胸胁不舒之证已成，或痛胀大作，热饮亦不能缓解，当用旋覆花汤（本篇治络瘀肝着用旋覆花汤，《金匮要略》妇人杂病篇谓"寸口脉弦而大……妇人则半产漏下，旋覆花汤主之"）。旋覆花能降气散结，葱叶通阳，新绛活血通络。故本方能达下气散结，和血通络之作用。新绛一味，有认为是猩猩血所染帽缨；有认为是红蓝花所染绯帛；有认为苏木汁所染绯帛；有认为即茜草；有认为即新刈之茜草。余用旋覆花汤时，新绛则用茜草，茜草苦寒，入肝经，能行血祛瘀，凡瘀血阻滞之症，均可配合他药应用。茜草根古称"蘆茹"，《内经》四乌鲗骨一蘆茹丸用治血枯经闭，亦为妇科要药。脾约为胃强脾弱之大便坚结，故用泄热润燥，缓通大便之麻子仁丸。

【按】肺主津液，受火烁则津液自竭，而不能引清化之令以输于脾，而胃热气盛，脾藏津液不足，脾阴不足，则不能为胃行其津液而肠道失调，大便闭结。肺既失传送之职，脾亦失运化之权，故当滋养阴血，使阳火不炽而大便自利。余用本丸治老年人或较虚弱人肠胃燥热便闭或习惯性便闭有效。肾着者，身重，腰中冷如坐水中，不渴，小便自利，饮食如故，腰以下冷痛而重坠。此肾受冷湿，着而不去。所着者何？所着为水。而水则非寒不着，故腰冷如坐水中，重滞如带五千钱，皆阳气不化之征。尤在泾所谓"其痛不在肾之中脏，而在肾之外府"，是故小便自利。其治不直接温肾以散寒，而在培土以胜水。甘、姜、苓、术辛温甘淡，本非肾药，名肾着汤者，原其病也。故其药干姜、茯苓各四两，甘草、白术各二两。方后云："分温三服，腰中即温"。特为点明该方效能。试用本方与真武汤比较而观，两方均为温散寒水之方，而真武汤回阳扶土之重剂，少阴经本方，但用附子，本方则用干姜；真武汤用芍药，而本方不用。盖病机各异耳。

本篇所论其解风、寒、积、聚之证。仲景虽未立方，然可审其阴、阳、表、里、寒、热、虚、实，施以适当之方药可矣。

15. 痰饮辨

《内经》未曾言及痰饮，《金匮要略》始提痰饮作病名。然考其实际内容，则及饮者多，及痰者少。《千金方》《外台秘要》则痰、饮均提。沿至后世，则言饮者益少，言痰者日多矣。

《金匮要略·痰饮咳嗽病篇》谓："问曰，夫饮有四，何谓也？师曰：中痰饮，有悬饮、有溢饮、有支饮。"题目有痰饮咳嗽之"痰饮"二字，系诸饮之总称，概括各种饮病而言。而四饮中之"痰饮"二字，是指具体"水走肠间，沥沥有声"之一种饮病。前后两"痰饮"，亦即通常所谓之广义、狭义之区分也。徐忠可曰："饮非痰，乃实有形之水也。其所因不同，所居不同，故有悬、溢、支之分"。李彣曰："夫饮有四，而此独以痰饮名总之。水积阴或为饮，饮凝阳或为痰。则分而言之，饮有四，合而言之，总称为痰饮而已。"

【按】《金匮要略》痰饮实即古称之"淡饮""澹饮"，为水饮停滞，不得输化之疾病。或谓"稠浊者为痰，清稀者为饮"，此说亦难解释本篇之诸般病证。或谓"有声者曰痰，无声者曰饮"。亦似是而非。盖痰饮证象中，虽亦可出现咳嗽唾痰，但一见"痰饮"病中之痰字即认为是咳吐痰证，势必混淆不清矣。痰与饮，就致病原因与病机言，不尽相同，而《金匮要略》虽统称痰饮，实则以讲饮为主，如文中称水饮，为水，均指饮而言。是则水饮同出而异名，有谓本篇章所言之水，亦指饮而言。

以痰饮为病名者，其表现症状甚多，约而言之，有喘满、咳嗽、头眩、心悸、短气、胁痛、气逆不能平卧、历节痛、身体疼重、口干或思饮、痞闷、肠间有声、水肿、背寒冷、咳嗽痛引缺盆、目泣、吐涎沫、身瞤瞤、胁痛等。虽则此种证象并非在一个病中同时出现，然足见所谓痰饮病，确是包含许多病证在内。故欲笼统说明痰饮是何种病，实亦困难。有谓痰饮病多在胃肠、胸膜、腹膜及气管、支气管等处；也有谓痰水等病理产物停潴于脏腑间称为痰饮，浸润于组织中称为水气。此说亦有局限，比如以溢饮、支饮而言，其证象与水气、水肿究有何差别？其临床上之界限可资区分者何？此均为宜辨明者。

余以为《金匮要略》痰饮病，即《素问》所谓之："水饮内蓄，中满不食"，"太阴所至，为积热否隔"，"饮发中满，食减、四肢不举"等饮证。都属脾运不及，气化失常，水湿停聚，积而为饮之病。饮为阴邪，故《金匮要略》云："病痰饮者，当以温药和之"。即指此也。痰饮病有正虚与邪实两方面，如脾肾阳虚或肺气虚皆可成饮，而饮邪久不去又能伤正，停饮之处亦邪实之所。故本虚标实为痰饮之常见特点，往往补虚则碍邪，攻邪又伤正，故宜分轻、重、缓、急、先、后以处治。且尚有寒热错杂，临诊亦常互见。缘饮证系积渐而成。夙根加新病，故常不能速愈。至于痰饮病见

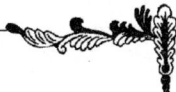

证何以如此众多？盖饮停何处即见何处见证。如：饮邪阻滞于肺而为咳喘；停于胸胁而为满痛；留积胃肠而为肠鸣腹痛；溢于周身为肿胀；蓄于下焦变证为小便难等。此非脏腑真能蓄有形之水饮，是指饮气入侵而致。痰饮不仅见证多而复杂，痰饮之脉象亦常不一。《金匮要略》论述痰饮之脉有：脉双弦、脉偏弦、不弦、脉平、脉浮而细滑、脉弦数、脉沉、脉伏、脉沉而弦、脉紧沉等。诸种脉均见于各痰饮病之不同见证。故痰饮之脉亦应视证象而合参，方能作较为正确之诊断，临诊中常见痰饮病之舌象，多为舌苔滑、腻，舌质略胖而色淡，但亦有不如此者，则视证情而变化矣。以为均为辨痰饮之不可不知者。

痰饮之治，仲景指明："当以温药和之。"并亦于水饮各治法中列举，温：如小半夏汤、苓桂术甘汤。汗：如大青龙汤、小青龙汤。利水：如苓桂术甘汤、泽泻汤。破水：如十枣汤、甘遂半夏汤、葶苈大枣汤。下：厚朴大黄汤、己椒苈黄丸。以及如木防己汤等攻补兼施的各种方法并痰饮咳嗽之应变法则。盖水饮为阴邪，极易伤人阳气，脾为湿土，赖阳气以健运。饮邪侵脾，脾失健运。温药则可健运中州，布化阳气。"温药和之"为总则，各治法亦应基本上不离此总则。然则虽用温药，但不宜投过于温烈之品，否则易伤正气。痰饮既积，攻下逐水之法亦不可少，但必须在温药之基础上选择适当方剂。亦如古人所谓："……痰亦实物、必有开导，总不出温药和之"。诊之临床，甚是。

16. 消渴病

《金匮要略》消渴小便不利淋病篇开首就提出："厥阴之为病，消渴气上冲心，心中疼热，饥而不欲食，食即吐蛔，下之利不止"一节文字。很多医家都认为这条文是从《伤

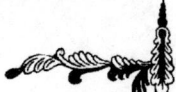

寒论》厥阴病中错简而来，且多引喻嘉言《医门法律》之说，认为："消渴之证，《内经》有其论而无其治，《金匮要略》有论有治矣，而集书者采《伤寒论》厥阴经消渴之文凑入……"云云。可见引起医家之疑窦确有原因。按本条所说消渴，与杂病消渴有所不同，此条所说多见于伤寒厥阴病中的一种证候，消渴起于厥阴，肝血虚而浮火易动，风火相搏，肺液耗，引水自救而消渴。故若误以为宿食而下之，脾湿随下而利不止。可见是厥阴消渴，非阳明也。本条列于篇首，对于审察异同，明确诊断，亦有可取之处。

《金匮要略》中"男子消渴，小便反多，以饮一斗，小便亦一斗，肾气丸主之"。为真消渴。盖肾阳不振，不能化水，饮水入体不化，故"小便亦一斗"矣。肾气丸者，佐其气则消渴自止。余读《存存斋医话》，谓"柯韵伯先生气上腾便是水一语，最足玩味，盖阴气凝结。津液不得上升，以致枯燥，治宜温热助阳，俾阴精上交阳位，如釜加薪，釜中之气水上腾，而润泽有立至者，仲景以八味肾气丸治消渴，亦此义……"。余临诊见此症，除多饮多尿外，并常伴有脚肿、腰酸、消瘦，甚兼有阳痿者，用肾气丸酌予加味，多能见功。本章所论消渴各节，亦有见于《伤寒论·太阳篇》者。其证虽亦有消渴饮水，但属于热病过程中之一个症状，与肾气丸证之真消渴有别。各消渴证病因不一，病机不同，其发病过程亦异。但合为一篇论述，亦可有利于鉴别。徐忠可曰："此非真消渴也，合论以示辨耳。"正是此意。余所见口渴各症，用方参《金匮要略》而有所化裁，属上焦燥热者，常用栝楼根；属肺胃热盛者，常见白虎加人参汤；属水热伤阴者，常用猪苓汤等。对照《伤寒论》与《金匮要略》所论有关渴之辨证施治，有一全面之了解，即易区别。

17. 小便不利诸方

《金匮要略》小便不利诸方，除于消渴病原文中论及之五苓散、猪苓汤外，尚有栝楼瞿麦丸、蒲灰散、滑石白鱼散、茯苓戎盐汤等数方。应用得当，其效显然。1983年2月4日余治一女病人，初诊口渴，小便短少，自感小腹部寒冷如水浇，月经量少，色淡，脉沉，苔白而干。诊为上燥热下寒之证，投予栝楼瞿麦丸原方作汤剂。用天花粉9克，茯苓12克，山药12克，淡附子4克，瞿麦6克。服5剂以后，口渴减，小腹寒冷轻，小便已如常矣。再续予原方7剂而痊愈。考本方后曰："以小便利、腹中温，为知。"可见本方主治证中尚有"腹中冷"一证。《素问·灵兰秘典》云："膀胱者，州都之官，津液藏焉，气化则能出矣。"肾阳不足，则气化无权，故小便不利，水停不行，故如有水气。更因肾气不足，不能蒸化津液，阴不上承，上焦反生燥热，所以其人口渴。天花粉清上焦之燥热，茯苓、山药补中焦之土，附子益下焦之阳，瞿麦则专通水道，则津液生而气化出，故本方为清其源而治其流之法。

蒲灰散、滑石白鱼散、茯苓戎盐汤3方，仲景将其合为1条，只曰"小便不利"并主之，不详见证而出3方，是示人随证审用之意，殆亦所谓引而不发者欤！蒲灰散中之蒲灰，或谓系败蒲席灰，或谓箬灰，或谓香蒲，或谓蒲黄粉。吾杭药店一般均以蒲黄应付之。余尝以蒲黄、滑石同用治血淋、尿血亦多有效。滑石白鱼散之白鱼，或谓衣鱼（蠹鱼），或谓白鱼，或谓鲤鱼，或谓白鱼鳖。吾杭药店均无供应。余忆一年，有妊娠妇女患下肢肿，小便不利，曾以当地土法用鲜淡水鱼（其鱼色白，背略青，鳞细），不加盐而加滑石若干熬汤，饮汤后小便特多，肢肿减退。似亦可为探索本方之参考。茯苓戎盐汤之戎盐，《本草纲目》谓即青盐，本方苓、术之渗水，已极明了，茯苓用半斤，白术二两，而戎盐如弹丸大1枚，取润下之意。《本经》言其坚肌骨，其性重实。余用茯苓、白术于通利小便之方中，曾不加戎盐，效亦可见。

18. 五脏水

《金匮要略·痰饮咳嗽病篇》有："水在心"、"水在肺"、"水在脾"、"水在肝"、"水在肾"5条。《金匮要略》水气病篇则有"心水者，其身重而少气，不得卧，烦而躁，其人阴肿"，"肝水者，其腹大，不能自转侧，胁下腹痛，时时津液微生，小便续通"，"肺水者，其身肿，小便难，时时鸭溏"，"脾水者，其腹大，四肢若重，津液不生，但若少气，小便难"。"肾水者，其腹大，脐肿腰痛，不得溺，阴下湿如牛鼻上汗，其足逆冷，面反瘦"。按《中藏经》有：水有青、赤、黄、白、黑五水，其根起于五脏之说。可见古时医家将水与五脏之关联，颇为重视。此五条以五脏分五水，而在《金匮要略·水气病》首已有风水、皮水、正水、石水、黄汗五种水。此种分类法与《金匮要略·痰饮咳嗽病篇》中既有四饮，又有五水，并留、伏两饮，意义雷同。后世各家对五脏水论说各不相同，或以为水气犯脏，或以为七情风寒伤脏而引起水气，或以为脏气先伤，水气乘虚而入，或以为五脏之气受病，不关五脏本体等。亦有以为读《素问·咳论》知五脏六腑皆令人咳，读此节知五脏皆能发水。更有以为《伤寒论》揭六经为辨伤寒脉证治之津梁，六经既能统括伤寒，五脏岂不能赅诸病。种种见解，自能启人思考。余以为《金匮要略》五脏水虽无治法，但治水总纲有："诸水病，腰以下肿，当利小便；腰以上肿，当发汗。"实为临诊主要根据。

而具体则应以阴阳、寒热、虚实、表里八纲区分。究其各脏腑之病机，分析其水邪损及脏腑，抑脏腑失常而引起水病等，衡其浅深。既不忽略五脏之生理病理特征，又不拘泥于五脏字面。并察其有同病、错杂之处，进行辨治。庶可较为全面。

19. 黄疸治法

黄疸（即瘅）病名，出自《素问》之《平人气象论》《玉机真脏论》，以及《灵枢》之《经脉》《论疾诊尺》等，《金匮要略》则专列一篇论之。就其病因分为黄疸、谷疸、酒疸、女劳疸。就其病机，分为湿热发黄，火劫发黄，实热发黄，虚黄等。但总以湿热发黄为主，故《金匮要略》指出黄疸之治法总则为："诸病黄家，但利其小便。"同时亦不排除其他治法，如说"假令脉浮，当以汗解之"等等。而且提出黄疸宜尽早及时治疗的告诫。综观《金匮要略》黄疸治法颇为详尽，约计之。

一为清解湿热：以茵陈蒿汤治谷疸发黄，此证由于阳明谷气不消，湿热瘀郁，故有寒热不食等症，用苦寒通泄为法。茵陈蒿汤为《金匮要略》治黄疸重要方剂，不仅茵陈用量重，而且特别指出"先煮茵陈……小便当利……黄从小便去"。再如湿多热轻之黄疸，小便不利者，宜散热利水湿，用茵陈五苓散为适宜，一般于黄疸向愈时亦用本方，此类治法始终紧扣治疸总则。

二为下里实：以大黄硝石汤治里实腹满、尿赤黄疸；以栀子大黄汤治热积成实之酒疸，达上下分消之功。余体验，凡属实热在里或湿热瘀滞之黄疸（包括急性黄疸型肝炎），常用大黄。或单用或配合他药用，不仅能改善症状，消退黄疸，且降酶亦甚有效。服用以后，便时虽有腹痛便次亦加多，但得便以后腹痛即止而全身常有舒松感觉，往往便后肝区痛亦轻减。可见大黄不仅具有活血、祛瘀、泻下、降气、利尿、退黄、清热、解毒多种作用，且用之得当，确能祛邪而不伤正气，可作论黄疸下里实法之参考。

三为汗解达邪：黄疸正治法为通利小便。而脉浮者为邪近于表，可以汗解，然亦不能采用一般外感证之解表法。故用桂枝加黄芪汤，以调和营卫，解表邪，加黄芪以助气行湿，然黄疸用汗法必需四诊合参，选方确当。《伤寒论》麻黄连翘赤小豆汤治瘀热在里，余邪未尽之黄，亦解表退黄之法。

四为因势探吐：酒疸懊侬而热，不能食，时欲吐或腹满欲吐，鼻燥脉浮者，以及心中热，欲吐者都可用吐法。因酒疸为湿热内蕴于胃所致，其病势趋上者往往欲吐，可顺应病势，使邪从上出，故吐之可愈。

五为化清瘀热：女劳肾热之疸病又称黑疸，其瘀热在里，故其证见日晡发热，小腹满，身尽黄，额黑，足热，腹胀，便黑时溏，以硝石矾石散咸寒除热，清肾热，和以大麦粥服，免伤胃腑。

六为润燥消结：《金匮要略》谓："诸黄，猪膏发煎主之"。历代医家于"诸黄"之说，多有质疑。按：方中猪脂润燥，血余消瘀结，利便。此方于《金匮要略·妇人杂病篇》阴吹亦见之，亦是取其润燥。故黄疸属湿热者不宜用，当为萎黄证之胃肠燥结者而设。余读《冷庐医话》有用本方治肌肤舌质尽黑，手指与日俱黯，强壮之年肾阳不举，体丰腴而腰软不耐久坐，脉弱，神疲，纳减，足冷之女劳黑疸，并予煎药方同服之医案，可为探讨本方用法之一助。

七为和调肝脾：黄疸之属土壅木郁者，多腹痛而兼呕，

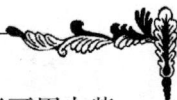

以柴胡汤调和之。若腹痛兼呕有潮热，大便较硬者可用大柴胡汤；若无潮热，大便正常者可用小柴胡汤。

八为补土退黄："男子黄，小便自利"当与虚劳小建中汤者，此是中虚失运，血不外荣，并非湿热发黄。应属虚劳萎黄一类。故宜补脾建中。《类证治裁》有"疸久不愈当补脾"之说，余以五味异功散为主培土健脾，治愈长期黄疸不退之案例。可见补土之小建中汤治黄，一般多用于萎黄，然亦可用于黄疸，均宜据证而论。按：黄疸多由湿热交结，胆热液泄，与胃之浊气相并，上不得越，下不得泄，熏蒸郁遏，身目俱黄，流于膀胱，则溺色黄赤。若身黄而鲜明，此热胜属阳。若身黄而晦暗，此湿胜属阴。以伤寒时证而发黄，应属外感。以食饮劳伤发黄，乃属内伤。

上述归纳之八种治法，亦非绝对之词。其中兼证错杂，当分标本先后，总在辨脉辨舌，参酌而治。

20. 呕吐辨治

呕吐、哕、下利均为胃肠疾患。呕吐、哕，其气上逆，下利，其气下趋，故《金匮要略》合而论之。原文内容与《伤寒论》厥阴篇、《金匮要略》痰饮咳嗽病篇有重复或类同处，故宜相互参证。呕吐有作呕、作吐、干呕之分，哕为呃逆。《金匮要略》就呕吐议治，分析细，治方多，于呕吐辨脉证首先就提出：先呕吐后口渴者为向愈机转之象；先口渴后作呕为水饮停积。并提示治呕吐之总则为："呕家有痈脓，不可治呕，脓尽自愈"；病人欲吐者，病势在上，不可用下法等。于具体辨证治疗则认为各种呕吐，不能进饮食者，可以用小半夏汤，同时又分列出：阳虚寒呕者，用吴茱萸汤；心下痞结呕者，用半夏泻心汤；吐后饮水者，用猪苓散；阴盛格阳之呕，用四逆汤；少阳经热之呕，用小柴胡汤；胃反

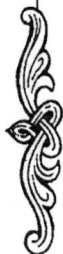

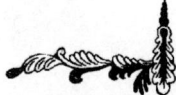

虚呕，用大半夏汤；浊气不降之呕，用大黄甘草汤；胃有停饮之胃反，用茯苓泽泻汤；吐后作渴，用文蛤汤；阴寒上逆之干呕，用吴茱萸汤；上下俱病之干呕，用黄芩加半夏生姜汤；胃寒吐逆干呕，用半夏干姜散；胃不和，手足厥干呕，用橘皮汤；寒邪搏饮，似喘不喘，似呕不呕，似哕不哕者，用生姜半夏汤；治胃有虚热哕逆，用橘皮竹茹汤。按：呕吐之证，张元素《洁古家珍》谓吐证有三，气、积、寒也。此说验之于实践，颇是。其中积字又包括虫、热、痰、食等邪实在内，然则因虚之呕亦往往见之。余以为呕吐皆属于胃，如前所述。各种见症除《金匮要略》所言者外，属寒者往往尚有喜热饮、肢冷、脉小等症；属热者往往尚有喜冷饮、燥渴、脉洪大等症；气滞者往往尚有脘腹胀满、噫暖不出；水饮者往往尚有遇寒即发；亦有虫积所致呕吐，平时必多呕涎水。至于呕出物呈酸腐者，多为食积；吐酸者责在肝；吐苦者责在胆等均需临诊观察细微，方可投治中的。呕吐之用药，《金匮要略》治呕吐15方，治哕1方，此等方中，多用生姜、半夏二味。"诸呕吐，谷不得下者，小半夏汤主之。"可见各种呕吐，均可酌用半夏、生姜。故《备急千金方》论呕吐哕逆谓："凡呕者多食生姜，此是呕家圣药。"并出半夏汤方（主逆气心中烦闷，气满呕吐，用半夏、生姜、茯苓、桂心。少气者加甘草，一名小茯苓汤）。足证生姜、半夏固通治呕吐之正剂。然李东垣云，辛药生姜之类治呕吐，但治上焦气壅表实之病，若胃虚谷气不行，胸中闭塞而呕者，唯宜养胃，推扬谷气而已，勿作表实用辛药泻之。故服小半夏汤不愈者，服大半夏汤立愈。此仲景心法也，此说亦是。

21. 阴盛格阳下利之治

《金匮要略》以通脉四逆汤治"下利清谷，里寒外热，汗出而厥者"。《伤寒论》则以此方治少阴病，阴盛于内，格阳于外，下利清谷，手足厥逆；脉微欲绝，身反不恶寒，其人面色赤，或腹痛，或干呕，或咽痛，或利止脉不出者。余尝用之。忆1970年，去浙南青田县万山区时，村中某农民，突患呕吐不止，腹痛，下利，日夜二三十次，泻出物初为稀粪，继则为黄水，身热，面潮红，汗出而肢冷神乏，呼之少应，按脉不出。家人惶急，其地又缺医少药。数里之外，始有小药铺。余乃急处方炙甘草四钱，干姜八钱，附子二钱。因有腹痛，加白芍三钱。嘱即煎服。次日家属来，谓服药后，手脚冷渐温，呼之能应，呕吐已止，下利仍有若干次。乃续予诊治而愈。此例为阴盛格阳之较明显者，故以通脉四逆投之。按：本方即四逆汤倍用干姜，以增其温经回阳之力，并以收散亡之气也。

22. 甘草粉蜜汤与乌梅丸

《金匮要略》谓："蛔虫之为病，令人吐涎，心痛。发作有时，毒药不止，甘草粉蜜汤主之"。又谓："蛔厥者，当吐蛔，今病者静而复时烦，此为脏寒，蛔上入膈，故烦，须臾复止、得食而呕，又烦者，蛔闻食臭出，其人当自吐蛔"。"蛔厥者，乌梅丸主之"。

【按】上二节治蛔，其证象有异，其治亦不同。吐涎心痛，发作有时而用毒药未能治愈者，用甘平安胃缓痛的药物。甘草、白蜜并非杀虫之药，而蛔病于发作脘痛时，往往可以甘甜之品缓解疼痛。而粉是铅粉（粉锡、胡粉）抑是米粉（白米粉）历来说法不一。一以为杀虫则白米粉无用，必是铅粉；一以为虫痛发作时若以铅粉杀虫，痛不仅不能和缓，原来"毒药不止"，痛作时自亦不宜再投毒药，亦当在痛势消除以后再投。余以为粉作为杀虫药，应是铅粉，但痛作时慎用或不用。如一般心痛吐涎，时发止的，欲其缓解，不妨以粳米粉入甘草蜜汤，甘平安胃为是。考《千金要方》《外台秘要》作解毒之品常用米粉。如《备急千金方》卷二十四，有解鸩毒及一切毒药不止烦懑方，用甘草、蜜各四分，粱米粉一升。煎熟如薄粥，适寒温饮一升。其药亦是甘草、粉、蜜，很明显系和胃解毒甘缓之品。

乌梅丸治蛔厥，乃脏寒而蛔上扰，甚则厥逆。《伤寒论·厥阴篇》亦言之，为寒热错杂，脏虚不安一类病证。本丸药物，寒热并投。以参、姜、附之益虚温胃，以乌梅、椒、连之治蛔逆动。余于临诊时用本方，极能应手。

甘草粉蜜汤与乌梅丸，前者治标，后者治本。前者治心痛，后者治蛔厥。方治不同，选用亦异。

23. 妇人妊娠

妊娠之名，始见于《金匮要略》，与妊子、重身、怀娠等均同怀孕。其脉证曰："妇人得平脉，阴脉小弱，渴，不能食，无寒热。"考《素问·阴阳别论》曰："阴搏阳别，谓之有子"。《素问·平人气象论》曰："妇人手少阴脉动甚者，妊子也。"《金匮要略》言妊娠之症状为渴，不能食，乃是有病之象。而脉则平，为无病之脉也。何以致之？此《素问·腹中论》所谓之"身有病而无邪脉"也。妊娠之脉，参合《金匮要略》与《素问》而观，妇人经停而脉无异常，惟于二尺部脉形在怀孕 2 个月内出现小弱之象。随妊娠时间渐长，阴脉始强，而见数动而滑之脉。故《金匮要略》说："于法 60 日当有此证"是指"阴脉小弱……"。至于六十日以后出现之数滑而动者，即《千金方》所谓"三月尺脉数"

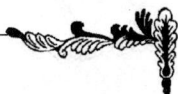

之谓。妊娠之诊断，古人于脉甚为注重。余于妇科临诊，亦细察体辨之，然同时亦认为妊脉之诊，娠脉象果应从临诊实践中认真体验比较而得，然并非绝对。盖体质及其他各种因素均可以影响脉象，怀孕何独不然，且现时之实验室诊断手段，颇可以有助于中西医家之确诊，似不宜过于侧重于脉而渲染之。

《金匮要略》又曰："……设有医治逆者，却一月，加吐下者，则绝之。"所谓"绝之"历来医家多有不同理解。总不外：一种认为是指"停止用药"；一种认为是"停止妊娠"。余认为前者为是。设医治不当而增加吐、下等症，则停止错误之用药，改用正确之医治即可获愈。岂能以医治错误，造成吐、下，而并不治疗，听其断绝妊娠乎。即有胎元不固之征，亦宜竭力救治，焉能知而不顾。

妇人之病，大致与男子同。所不同者，有妊娠、产后，与经带之病。妊娠虽似病但无邪，而无邪却又当药。如由妊娠而致他病，亦宜去病以安其妊娠。《金匮要略》言妊娠病有：癥病，子脏开冷痛，漏下，腹中疞痛，呕吐不止，小便难，水气，伤胎等诸端。其中以胞阻为多见。呕吐不止，腹痛亦为常见者。而小便难，有水气身重，癥痼害胎，下血不止均各有主剂。方虽寥寥，但均精当。以桂枝汤为第一方，系调营卫、和气血，此处剂之大旨。

胞阻多腹中痛并有下血者，亦有漏下半产后下血淋漓不止者，此皆肝不藏血、肝血虚则胞无血养。胞为血病所阻，自当速益其血，故用胶艾汤，汤以胶艾为名。自以胶、艾为主药，合四物则取其养血，然用量以地黄为最重至六两。考仲景方中调理血分，常取芎、归、芍3味。而此用地黄亦是专为妊娠下血而设。艾叶温以化阳，甘草甘缓之，取酒以助

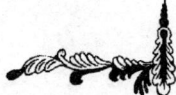

药力。此汤多是血药、阴药，为大补血分之剂，凡妇人血虚者均可用之。不仅限于崩中、漏下诸症，临诊用之确极验。且药性和平，不寒不热，实为妇科血虚之圣药，可随证加减之。

妊娠腹中疞痛，多见于肝脾经之症。归、芎、芍、苓、术、泽多为肝脾经之药。故妊娠腹中疞痛，由于血气不足，脾有郁湿夹滞，肝气克犯，胎气滞之疞痛，自属对证。倘因寒因热因气因食等之腹痛，则又需加减而治，不可拘泥。

呕吐不止之用干姜人参半夏丸，其理易明，是胃寒之证，当用此方。干姜温中驱寒，人参生津养液，半夏降逆止呕。其用量之突出者为半夏用二两，为全量之半，干姜、人参各一两合二味为全量之半。更以生姜汁糊丸。总在重用姜、夏。此仲景治呕之旨，按：妊娠期作呕吐，为恶阻。轻微者毋须药治，及至"呕吐不止"，则不得不药之。仲景不用汤剂而以丸剂缓缓图之，是亦昭示妊娠呕吐毕竟与其他呕吐有别之深意也。呕吐有寒、热、虚、实之分，妊娠呕吐虽略有不同，然属胃有虚寒之呕吐，用本丸最宜。倘若涉及其他原因之呕吐，则需随证而加减。余治恶阻，常用本丸为主，酌参妊娠常服方当归散及养胎方白术散意，用：党参、姜半夏、生姜、黄芩、白术、白芍，并加苏梗、生石决明、砂仁等。用石决明者，在于平肝之冲逆，略类白术散用牡蛎养肝平镇之意。妊娠恶阻，冲逆向上，其气多滞塞，紫苏能疏通其气，除形寒，即使妊娠而兼有水气，足肿者亦有良效。

妊娠药忌，后世言之颇多且详，除恒常少用之斑蝥、水蛭、水银、砒石等姑置勿论外，如乌、附、牛黄、桃仁、大黄、丹皮、牛膝、茜根、三棱、莪术、麝香、南星之类，均列为禁戒，虑其或险峻，或剧毒，或窜走，或破血，或有谓半夏能堕胎，亦在禁例。观仲景用半夏，是无殆乎胎，亦无殆乎产妇。但用药之量，固宜恰如其病，过则生变。此亦古人处剂之大法，不独妊娠而然。

24. 产后病

妇女产后，伤津少血，稍有不慎，即成重症。所谓："犯时微若秋毫，病成重如岳。"《金匮要略》专列一篇论之。开首便曰："新产妇人有三病：一者病痉，二者病郁冒，三者大便难。"并阐明由于新产血虚，多汗出，喜中风，故令病痉；亡血复汗，寒多，故令郁冒；亡津液，胃燥，故大便难。按：产后三病，虽不相同，但其为亡血伤津则一，故提出产后三病为所有病之例证，并非谓产后止此三病。郁冒、大便难都因亡血后，阴阳失其协调所致。一般大便坚、呕吐不欲食、寒热往来等证象，可以补虚和阴阳之小柴胡汤。但若产后血晕，但又须分别处理。《金匮辑义》谓："产后血晕有两端，其失血过多而晕者，属气脱，其证眼闭口开，手撒手冷，六脉微细或浮是也；下血极少而晕者，属血逆，其证胸腹胀痛，气粗，两手握拳，牙关紧闭是也。二者证治霄壤，服药一差，生死立判，宜审辨焉。而本条所论小柴胡，是专治妇人草蓐伤风，呕而不能食者。若以为产后郁冒之的方，则误人殆多矣。"此说颇能作临诊之参考。除三证而外，产后腹痛为常见之证。《金匮要略》举当归生姜羊肉汤、枳实芍药散、下瘀血汤、大承气汤分治里寒、气壅、瘀血、胃实等腹痛，如当归生姜羊肉汤，历来为医家所推崇。《丹溪心法》谓："当产寒月，膝下胀痛，手不可犯，寒入产门也，服仲景羊肉汤，二服愈。"余亦屡以治血虚里寒之腹痛，产妇得者固宜，即非产妇有此症者亦用之常效。如寒疝腹痛、胁痛、里急者然。但当视证加减。

产后尿闭之证，亦常见者。余治一新产妇小便闭数日，全赖插导尿管排尿，不导则不能解。询之，知此病人产程过长，胎儿顶滞压迫甚久，乃致出现膀胱尿道等部位阻痹难复，且大便亦数日未解，此为主要原因，然则产后亡血伤津亦难复之另一原因，乃以调胃承气汤加滑石投之，药后大便得下，小溲随即亦通，其疾遂瘳。至于产后溺闭之因于气血虚惫、腰膝软弱者，则又当投肾气丸之类矣。

产后下利，虚极者，宜白头翁和甘草阿胶汤。盖产后下利不同于一般下利，宜顾及养阴补虚。此方不仅可用于产后下利，亦可用于一般阴虚热利。然原有水气夙疾之人，产后下利，是产后肠胃之压制得舒，水气下泄者，余则常试与生姜泻心汤，获效亦捷。

25. 妇人杂病总纲

《金匮要略》言妇人杂病之总纲者，即杂病篇之第八条也。本条概言妇人杂病之原因、病机、证候变化。所论妇人经带病，其因有三。曰因虚、积冷、结气。因虚者，以妇人以经带生产、脱血之机会多，其体自虚衰。因积冷者，旧时妇女多有乳子、烹饪之劳，或受风，或入水，并食生冷果蔬是也。其结气者，多指情志间之病因，如上下勃谿，左右欠睦，悲愤郁怒，其气为之结。妇人有此三因，血病经带乃易作。然则此病系日久累积，非一时而成。故曰："为诸经水断绝，至有历年，血寒积结脑门。"或曰："此所论皆血病，血属心，为心所主。经曰二阳之病发心脾，有不得隐曲，女子不月。二阳者，阳明也。阳明属胃，三焦之源，发生于胃，故经则曰发心脾，及不得隐曲，女子不月，按心属上焦，脾属中焦，不得隐曲，女子不月，则属下焦也。简言之，即胃经发生之三焦经带病也。先师遵经旨而作论，故亦曰在上、在中、在下也。亦即心、脾、肾三经也。"

余以为妇女经期之通闭，与心血之强弱有所关联；带下之愈剧，与脾土之固否有所关联；经带之通闭，与肾肝之藏疏有所关联。由是而观，则谓妇人血病经带诸症与心、脾、肾、肝有关，再以虚、冷、气三因，致冲任不调而成，自亦有据。仲景有"凝坚在上"、"在中盘结"、"在下来多"之叙述，亦包含多种妇人杂病在内也。所谓"三十六病"，莫不由此根源而起。故于千变万端诸证之中，总当审脉之阴、阳、虚、实、紧、弦，证之寒、热、虚、实，行其针药之温、凉、攻、补，方能治危得安。至于病同脉异之证，更应细审详察，不得疏忽。故最后谆谆而教曰："予当辨记，勿谓不然"耳。

26. 附 3 篇

张仲景《金匮要略》共 22 篇，正篇以后尚见有"杂疗方""禽兽鱼虫禁忌并治""果食菜谷禁忌并治" 3 篇。考《金匮衍义》《金匮本义》《千金方》《外台秘要》诸书，以仲景遗文而记载。再观所附内容，如"杂疗方"所列急救诸法，多为医者所宜探究习知者。其于"救溺死方"后注云"右疗自缢、暍之法，并出自张仲景为之，其意殊绝，殆非常情所及，本草所能矣，实救人之大术矣"，云云，可见编集者用心之诚。后二篇"禽兽鱼虫禁忌并治"及"果食菜谷禁忌并治"之内容，知其宜忌，多有益于探讨养生，故亦宜习读之。至其牵及生杀果报之处，自不必信。

三、论《金匮》方临床应用要点

何任教授认为《金匮要略》方的临床应用要点有三：

第一，以辨证论治法则来理解《金匮要略》方剂。

《金匮要略》全书按疾病分类分篇论述，但在方剂运用上，始终贯穿着辨证论治的原则，故体现了"同病异治"和"异病同治"的内容。如《金匮·痰饮病》篇："短气有微饮，当从小便去之。苓桂术甘汤主之，肾气丸亦主之。"两方同可治饮病，但前者着眼于健脾，后者着眼于温肾。又如"病溢饮者，当发其汗，大青龙汤主之。小青龙汤亦主之。"均属同病异治，而"异病同治"者，如肾气丸，《金匮》书中凡五见：一是治虚劳腰痛；二是治短气微饮；三是治男子消渴；四是治脚气上冲；五是治妇人转胞。虽然病种不同，但病机皆属于肾阳衰微气化失权，故均用肾气丸治疗。又如《金匮》用大承气汤治痉病，治宿食，治下利，治产后发热。这四种病虽然各异，但病机皆由胃中实热所致，故均采用荡涤实热，急下存阴之大承气汤。

第二，以治疗八法来概括《金匮要略》方剂。

（1）汗法：《素问·阴阳应象大论》说："其在皮者，汗而发之。"《金匮要略》痉暍病篇有："湿家身烦痛，可与麻黄加术汤发其汗为宜，慎不可以火攻之。"麻黄汤本为伤寒表实无汗之方，针对湿邪在表，用麻黄加术微微发汗，以散在表之湿邪。另越婢汤、越婢加术汤、桂枝汤，亦属汗法范畴。

（2）吐法：病邪在上，通过呕吐以排除病邪。《素问·至真要大论》说："其高者，因而越之"是吐法的理论依据。《金匮·腹满寒疝宿食病》篇说："宿食在上，当吐之，宜瓜蒂散。"这是病邪在上，因势利导的方法。但是吐法用之不当，易伤正气，故目前中医临床上用吐法的不多。

（3）下法：病邪结在里之实证，宜用下法。《素问·至真要大论》说："其下者，引而竭之。中满者，泻之于内"。

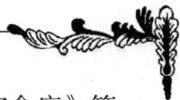

一般实热相结证，用寒下。如《金匮·腹满寒疝宿食病》篇说："脉数而滑者，实也，此有宿食。下之愈，宜大承气汤。"此邪在肠胃之下法。然亦有停痰留饮，瘀血内蓄等证，须去旧生新，如《金匮》下瘀血汤，大黄䗪虫丸之类属之。

（4）和法：邪在半表半里或证属寒热错杂，宜用和法。和法包含着和解和调和两种治法。《金匮要略》呕吐哕下利病篇说："呕而发热者，小柴胡汤主之。"此指邪在半表半里，症见寒热呕吐，虽是论杂病，却从少阳证角度，以疏解清热，和胃降逆。

（5）温法：寒证宜用温法。《素问·至真要大论》说："寒者热之""治寒以热"，是用温法之依据。《金匮要略》痰饮咳嗽病篇说："病痰饮者，当以温药和之。"痰饮为阴邪，易伤阳气，而阳能运化，寒饮自除，故用苓桂术甘汤、肾气丸之类。另如温法方，《金匮》大乌头煎、通脉四逆汤均是。寒与虚常并存之，故温法亦多与补法配合，如当归生姜羊肉汤即是。

（6）清法：清法多用于热证。《素问·至真要大论》说："热者寒之""治热以寒"，为用清法之理论依据。《金匮要略》百合狐惑阴阳毒病篇之百合地黄汤、百合知母汤以及《金匮要略》痉喝病篇治"太阳中热"之白虎加人参汤，治"热利下重"的白头翁汤均属清法。

（7）消法：消法多用于邪结在里而未尽实者。《素问·至真要大论》说："坚者削之""结者散之"，是用消法的依据。《金匮要略》疟病篇说"此结为癥瘕，名曰疟疾，急治之，宜鳖甲煎丸"。水气病篇的枳术汤亦是消法。凡气郁、血瘀、停痰、积食、癥瘕、积聚多可采用消法。

（8）补法：虚证宜补，《素问·三部九候论》说："虚则

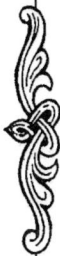

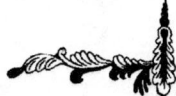

补之。"《金匮要略》血痹虚劳病篇的黄芪建中汤、酸枣仁汤、肾气丸、当归生姜羊肉汤均属之。补法是对气血阴阳,脏腑虚损给予补益的方法,《素问·阴阳应象大论》说的"形不足者,温之以气;精不足者,补之以味"即是。

第三,注意《金匮要略》方剂的煎服法。

《金匮要略》的方剂,大多为汤剂,很注重煎法和服法。比如风湿脉浮、身重、汗出、恶风的用防己黄芪汤,无论在生药的加工、煎法、服法、加减法、服药后的反应等都阐述得很详细。又如乌头煎的煎法也十分详细合理。加水,先煎取一升后,去掉药滓,加蜜二升,煎令水气尽,取用二升等。除了汤剂外,有鳖甲煎丸、薯蓣丸等丸剂;有当归散等散剂;有红蓝花酒等酒剂;有狼牙汤等洗剂;有雄黄熏剂,有蛇床子坐药等。

总之,何任教授强调:《金匮要略》方之运用,自以遵守各方原篇主证为依据,视临床情况,辨证论治用之。以古为今用之精神,往往采用辨证与辨病相结合,常可扩大方剂应用范围。然则方药之加减,自当离不开《金匮要略》原意。

四、《金匮》方临床应用举例

1. 百合地黄汤

《金匮要略》讲到伤寒热病以后,余邪未清,其症状是欲食不食,欲卧不卧,欲行不行,饮食或有美时,或不欲食闻臭时,如寒无寒,如热无热,口苦,小便赤,脉微数。得药反吐,身形如和。并提到正治法以养阴清热为主,未经汗、吐、下的,用百合地黄汤(百合、地黄)。

据临床体会,百合地黄汤与甘麦大枣汤合用,对热病余邪伤阴固然有效，对更年期综合征、神经官能症属阴虚有热者效果亦很好。

例案：陈某，女，48岁，医生。初诊：烦躁，心悸，头痛，失眠，微热，长期不愈。服谷维素、五味子糖浆久未获效。口苦，咽干，唇燥，脉微数，处方：

百合12克　干地黄15克　生甘草6克　淮小麦30克　大枣9克　焦枣仁2克。

服4剂后头痛减，胃纳展，睡眠安，郁闷解，续服14剂痊愈。

2. 肾气丸

《金匮要略》认为虚劳病属肾虚的，其症状是腰痛、少腹拘急、小便不利，用八味肾气丸（地黄、山药、山萸、泽泻、丹皮、茯苓、桂枝、附子）又治消渴、转胞等证。此外，对痰喘，水肿，久泻等有肾阳虚衰表现者均为适宜。

例案：余某，女，37岁，农民。初诊：喘促已七年余，服氨茶碱七年多。腰酸腿软弱，卧床不能起。形貌苍老，与年龄不相称。下肢浮肿，小便失禁，脉沉细，舌质淡。自诉久治医药罔效。处方：六味地黄汤剂加附子5克，肉桂3克，分二次吞服。

三天后复诊，病人自己步行来，谓服药一剂后喘促较平，二剂后小便有知，已能起动。续以肾气丸加减巩固之。

3. 桂枝茯苓丸

《金匮要略》以本丸去瘀病，临床用以祛除小腹瘀血积滞。常于痛经、月经困难、子宫周围炎、子宫肌瘤等辨证有瘀血者均可应用。

例案：历某，女，30岁。初诊：婚后八年不孕，月经不调，脐腹部左侧有鸡蛋大块状压痛点，行经前后痛甚。妇科诊断为子宫附属器官炎。处方：桂枝茯苓丸，每日18克，分二次吞（桂枝、茯苓、丹皮、桃仁、芍药），嘱连服30天。同时间日服：当归12克，制香附9克，川楝子9克，延胡9克，乌药6克，沉香9克，川芎4.5克，地黄12克。汤剂。服丸一月，汤药15帖，腹痛减，半年后怀孕。

4. 下瘀血汤

《金匮要略》说："产妇腹痛，法当以枳实芍药散，假令不愈者，此为腹中有瘀血着脐下，宜下瘀血汤主之，亦主经水不利"（大黄、桃仁、蟅虫）。

例案：蔡某，女，32岁。初诊：流产以后，未有瘀血排出，小腹胀满难忍，大便四日未下，身热37.8℃，近日阴道流血，色黯，口干目赤，素体健壮，以下瘀为先，处方以下瘀血汤加味：生大黄9克，桃仁9克，生甘草4.5克，银花12克，牛膝6克，丹皮6克，制香附9克，蟅虫4.5克炒微焦。2剂。

三日后复诊，谓药服一剂，大便下二次，身热平。续服一剂，大便又下极多，小腹胀满尽解，阴道出血少量。调治而愈。

方剂药物类

一、论方药的准确运用

何老常说："治病效果要好，这是做医生的第一要义。前人曾说，做医生治病要验、便、廉。第一是治之有效，即

'验'；第二要方便病人；第三要使病人负担少，用药要廉。"
对此说到"验"字，他认为其中最重要的是：准确用方用
药，而要达到这一目的必须注意以下四点：

（1）以经方治病，须按原方配伍，力求准确

何老临床常用经方，用药味少而效宏。目前经方是指张
仲景著作中的方子。经方用药是有严格规律的。他常常举例
说："用大承气汤就得按'四黄、八朴、五枳、三芒'的比
例。如果少其中的芒硝，那就不能说用大承气汤，而是用小
承气汤。看待这个问题日本汉医比我们认真……"意思是说
要么你准确地运用经方，要有针对性的辨病、辨证。要么不
要说你用经方，只能说是你个人的经验方。比如泻心汤，某
一味药的用量加大，为主药，就分为半复泻心汤、生姜泻心
汤、甘草泻心汤等，而各方中亦有一些增损，但各有其适应
症，不可混用。比如用复脉汤治"脉结代，心悸动"九味药
中，不能少麻仁的滋养，且应于全方之外视病人习惯，适当
加酒入水煎，如此收效要好得多。又如用经方黄芪桂枝五物
汤治痹证，断不能在方中加甘草，因为本方是桂枝汤去甘草
倍生姜、加黄芪而成，是治疗由阳气不足、营卫不和所致的
痹证的。证之临床，如本方加甘草，效果常不好。可见用方
用药准确，方能切中病机，这是提高疗效的重要因素。

（2）用时方或其他医家方，必须掌握其方特点，正确
使用

"时方"习惯上指的是经方以外的治温热病各家方，如
三仁汤、清营汤之类。这种方剂，基本上是结构完善的。一
般宜全方使用，不可过多增减。至于内、妇科等其他方，都
融贯当时医家之探索经验，方始形成。如妇科中的完带汤，
是很典型的例子。此方是明末医家傅青主经验之结晶，用于

治疗脾虚带下确有显效。而方中白术一两，山药一两都较其他药为重，用此方则必须用全方，白术、山药亦必须用足，即各30克，效用方明显。又比如用：千金苇茎汤，除了照原方比例薏仁半升（现用15～30克），瓜瓣，即冬瓜子半升（15～30克）、桃仁30枚（9～15克）外，主药苇茎原是用苇的嫩茎二升煎汁放入他药，像这种一下难配到的药，则可以改用鲜芦根30克以上煎汁代替。总之有些古方经过实践数千百次，其结构配合甚好，还当推崇使用全方。

（3）在准确辨证的前提下用方用药，治疗效果才显著

金·刘河间曾说："方不对证，非方也；剂不蠲疾，非剂也。"我们处方用药是否对证，是否能治好疾病，全在于"对证"与"蠲疾"。如何做到对症、蠲疾，关键在于准确的辨证。辨证是决定治疗方法的前提和依据，定什么治则，处什么方，用什么药，这是论治，是治疗疾病的方法和手段。可以要治好病，准确辨证是前提。比如金匮肾气丸，是治肾阳不足、痰饮喘咳、阳虚消渴。它又可以治阳虚水肿和阳虚久泻。很多病可用肾气丸治愈，但主要是辨证准确，用之得当就能"蠲病"。举例来说，何老治疗一上腭癌病人，经扶正祛邪治则治疗，已稳定多年，停药已久。1周前，原病患处红肿疼痛大作，有医误认为癌肿发作，即以大量抗癌药物，服后不但不好，而且日益痛剧。复求治于何老，他诊治时仔细询问这次发病过程、原因，得知为进食时损及上腭所致，这说明上腭癌是痼疾，这次红肿是饮食所伤的新病，乃以清热消肿之药数剂而症状消失。

（4）熟习方药，运用时才能得心应手

何老常说："药物之能治病，总离不开祛除病邪，协调脏腑，纠正偏颇，和调阴阳，恢复元气。故而识习药物，先

当明白标志药物性能之性和味，反映药物作用部位之归经，指示药物作用趋向之升、降、浮、沉以及有毒、无毒、用量等。这必须经过一定程度的熟习和一定时间的实践，方能了然。"对于方剂，从古到今，医书所载，何止千万。即从《内经》的半夏秫米汤、四乌鲗骨一藘茹丸至《圣济总录》《圣惠方》《和剂局方》，至今仍为现代医家常用。医生应熟记各家名方，用时方可探囊取物，信手拈来。我们常用的《局方》二陈汤、逍遥散、参苓白术散，刘河间的天水散，李东垣的补中益气汤、朱砂安神丸，朱丹溪的越鞠丸、保和丸、大补阴丸等都是配合极好的名方。至于明清各医家的名方。更是不少。如王清任的诸逐瘀汤，其组成药物、用法、功效、主治、适应症和方义都应熟悉了解，运用自能准确。用得恰当，远比临时凑合的方子效果好。"

总之，要先熟悉方剂，临症时反复验之，才能深入理解它，准确地掌握它。久而久之，治疗效果定能提高。

二、论猪苓汤

猪苓汤见于《伤寒论》和《金匮要略》。《伤寒论》用猪苓汤治阳明病，脉浮发热，渴欲饮水。少阴病下利六七日，咳而呕渴，心烦不得眠。处方用：猪苓、茯苓、泽泻、滑石、阿胶各一两，先水煎前四味，再入阿胶烊化，每日三服。其方义以二苓、泽泻渗利小便，滑石清热通淋，阿胶滋阴清热。五药合方，利水而不伤阴，滋阴而不敛邪，使水气去、邪热清、阴液复而诸症自解。故《伤寒论》用猪苓汤在于利水清热、养阴。《金匮要略》中虽未直接用猪苓汤作方治，但在《脏腑经络先后病脉证篇》中举猪苓汤为例子说："……如渴者，与猪苓汤，余皆仿此。指出譬如渴病，是邪热和水结合归聚而成病，治渴病用猪苓汤，主要是利水，水利之后，热邪无所依附，渴就解除。"

何任教授临床常以仲景方取效。对猪苓汤之立方用意曾说："《伤寒论》用猪苓汤之条文是"若脉浮、发热、渴欲饮水、小便不利者，用猪苓汤主之。"就其语气来说，是有承接条文的含义，因为有一"若"字。此"若"字是承接阳明病误下后出现的证象而言。一般说有余热留于胸膈不解或里热太盛津气受伤，亦有下后出现水热互结之阳明证。像这一类因为水热所致的津液损伤者方用猪苓汤。并指出这与《金匮》用猪苓汤是水与邪热互结的"渴"是一致的。何任教授在临诊时于水热互结、内热伤阴的发热、渴欲饮水、小便不利、心烦不得眠，甚至尿血等属阴虚有热者，或者某些证属阴虚内热的泌尿系统感染、肾炎、尿闭等亦用之。如1985年8月曾治一42岁孙姓男性病人，初诊：发热38.7℃、头痛、腰酸痛、尿频尿急、尿量少、口渴欲饮、舌燥质红，脉细数。尿检：红细胞+++，白细胞++，脓球+++及蛋白等。细询病史，曾患肾盂肾炎多年，疲劳则发作，久治不见除根。乃处方：猪苓12克，茯苓12克，滑石12克，泽泻9克，阿胶（先烊化）9克。5剂。服2剂后热退、头痛解。服完5剂，诸恙悉除。后又以六味地黄丸加味善后。此例说明猪苓汤疏泄热邪水湿之气并滋复其真阴，故热除渴止而愈。

何任教授认为：①猪苓汤是仲景方，但后世亦有同名而药味不同者，如《圣济总录·卷六十一》之猪苓汤系由猪苓、黄芩、炒大黄、栀子、朴硝等组成，主治脾黄、两颊生青脉、目黄、大便不通等证；《沈氏尊生》方猪苓汤亦是别有所治。均不能与仲景猪苓汤混淆。再如《御药院方》猪苓

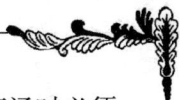

汤虽药味与仲景方同，但服法有异。故在应用猪苓汤时必须按原方原法为宜。②猪苓汤虽用于水热互结、津液损伤证，但亦有其禁忌之处。就是《伤寒论》说："阳明病，汗出而渴者，不可与猪苓汤……"因为阳明病热证，里热炽盛，迫津外泄，则汗出，这是反映热盛伤津的口渴，说明化源不足、小便甚少之渴，应该采取清热生津法。禁用猪苓汤再利其小便。③猪苓汤在临床上应用，一般都着重注意"渴"字。故对仲景方治"渴"诸方，应作一番区别：如五苓散之治渴，小便不利。胃内停水、气上冲与表证、自汗、水逆，白虎加人参汤治"渴"是脉洪大、烦渴、小便不利。八味丸治"渴"，是脉紧或弱，小便不利，少腹不仁，腰痛。这样对治"渴"作一番区别，则对猪苓汤的临床应用，就较精确了。④猪苓汤与猪苓散均是仲景方，但猪苓散药味及主治均与猪苓汤不同。亦应严加区分。

三、论苓桂草枣汤

茯苓桂枝甘草大枣汤，见于《伤寒论》《金匮要略》，前者治太阳病变证之心阳虚欲作奔豚，后者治误汗后，水饮内停欲作奔豚。《伤寒》《金匮》主治基本相同。日人矢数道明氏对此方运用，认为临床见有脐下动悸时时上冲，或胸中堵塞不畅，或心下、下腹剧痛，或呕吐，或头痛等症的心脏神经症、神经性心悸亢进症、神经衰弱、癔病、假性癫痫样症候发作、腹部大动脉瘤、应激症，以及慢性胃炎、胃扩张症、幽门狭窄等均可主治。这说明本方的适用范围较广，不局限治疗某一病种。

何任教授在临床上每遇疑难杂病常以经方取效。现就本方为主治疗癔症抽搐验案为例，简介如下：

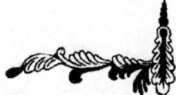

例：孙某，女，40岁，某幼儿园教师。于1986年10月6日初诊：今年6月间，因其子升学事不悦后，突然昏厥，抽搐项强，角弓反张。经某医院诊断为癫症，功能性抽搐。曾住院治疗服多种镇静类西药3月余，无明显疗效。诊时项强背反，打呃不已，发作频繁，一日数次，作时四肢厥冷，但神志清晰，烦恚、悲怒无常，头额及后枕疼痛，脘腹胀滞，便闭，面色滞黯，舌质略黯紫、苔薄，脉细弦。先予柔肝止痉，方用百合地黄汤合甘脉大枣汤加味，药后症状有所缓解，但项强背反、呃逆、肢厥仍作。病不去者，必有其因，深思细察，发现患者发作前自觉腹部鼓动，有气自下腹上冲咽喉，胸中窒闷随即呃逆、项强背反、四肢厥冷相继而作。据症辨析，乃属奔豚，予苓桂草枣汤加味：桂枝、炙甘草、红枣、炒天虫、天冬、麦冬、龙骨各9克，朱茯苓、牡蛎各12克，百合、干地黄各15克，怀山药30克，全蝎（研冲）2克，保和丸（包煎）18克。7剂后，奔豚未见发作，项强背反、头痛已除，大便润下，心情舒适，惟因沐首偶尔呃逆，适时月经来潮，原方加炒黑蒲黄9克，续服7剂告愈。

本案由于七情太过所伤，气机郁滞，累及心阳，心之阳气不足，不能主宰他脏，诸症蜂起，项背强急，四肢抽搐，头痛，厥逆，气上冲胸，脘胀便闭等。伏其所主，先其所因，症候虽为复杂，但抓住病之本质，认定心阳不足，水气上冲之奔豚病，虽病经数月，投苓桂草枣汤加味7剂，即十去八九。由于病延日久，势必阴血也有所挫伤，故配合甘麦大枣汤、百合地黄汤滋养营阴。取茯苓、桂枝、甘草、大枣温通心阳以化水气；桂枝、甘草与龙骨、牡蛎相合，名桂甘龙牡汤，既能温心阳，又能镇虚阳上浮，善治阳虚躁烦；甘草、大枣与小麦配伍，名甘麦大枣汤，和脾营，益心神，常治脏躁心神不安；百合、地黄（名百合地黄汤）、天冬、麦冬滋阴安神，制止虚火；全蝎、天虫熄风止痉，善治头痛，又止抽搐。脾胃为后天之本，用保和丸顾护脾胃之气。全方组成主辅佐使分明，阴阳并调，标本并顾，投之即效。

何老认为仲景立法组方，颇为严谨，如苓桂术甘汤、茯苓甘草汤、苓桂味甘汤与苓桂草枣汤的组成，极为相似，均可治气上冲，心悸，但各有侧重。苓桂术甘汤用于痰饮内停，心下逆满，起则头眩；茯苓甘草汤用于伤寒汗出，口不渴；苓桂味甘汤用于支饮咳嗽，多唾口燥，小便难，时复冒者；而苓桂草枣汤主治心阳虚水气上冲之奔豚。仲景治奔豚于《金匮》中有奔豚汤、桂枝加桂汤和苓桂草枣汤，但三方均治奔豚又有区别，如奔豚汤治奔豚气上冲胸，腹痛，往来寒热；桂枝加桂汤治发汗后烧针复汗，阳气重伤，气从少腹上至心之奔豚。但临床辨证，必须掌握病机，心阳虚水气上乘即可用苓桂草枣汤，不必拘泥于"发汗后"为病，又须注意疾病复杂多变，随症加减，不可忽视。

四、论旋覆花汤

旋覆花汤系《金匮要略》方。方见有二处，一是《五脏风寒积聚病脉证并治第十一》，用治肝着；二是《妇人杂病脉证并治第二十二》，用治妇人虚寒之半产漏下。后者历代医家认为方证不合，多作错简论。因此，旋覆花汤着重用治肝着。所谓肝着，系肝脏气血郁滞，着而不行。按《金匮要略》原文所述，肝着主要有二种临床症状，一是"其人常欲蹈其胸上"，二是"先未苦时，但欲饮热"。前者因肝郁气机不畅，病人胸胁胀满不适，故喜欢叩按胸部，借以舒展气机；后者是气血郁滞，津不上承，病人藉喝热水，使气机暂得通畅。就肝着的病机而言，当有胸胁胀痛、情志抑郁、舌黯、脉涩等症状。

旋覆花汤由旋覆花、葱、新绛三味组成。旋覆花下气而善通肝络，《本经疏证》谓其味咸，甘温，主结气胁下满，下气消胸上痰结，通血脉；青葱通阳散结，《名医别录》言能除"肝中邪气"。至于新绛一味争议最多，有谓绯帛、绛帛，有谓茜草所染之色帛，也有谓藏红花所染，更多的则认为是新刈之茜草。从药物功效及临床应用来看，新绛为茜草一说较为合适。《本草纲目》认为茜草专于"通经脉……活血止血"。旋覆花、葱、新绛三味共起疏肝通络，下气散结行瘀的作用，于肝着证极为适宜。本方虽药味简少，却颇受历代医家重视。以清代言，温病大家叶天士善用旋覆花汤，常以此方化裁治胁痛、积聚、喘咳、阳逆忿怒、营卫不调的怯冷、月经不调等等。对旋覆花汤的运用达到了得心应手的地步。吴鞠通以旋覆花汤去葱、新绛，加香附、苏子、茯苓、陈皮、半夏、薏苡仁，名香附旋覆花汤，治伏暑湿温胁痛，变内伤杂病方为外感热病剂，堪称善于通变发挥者。沈金鳌《杂病源流犀烛》所载旋覆花汤，以旋覆花汤去葱、新绛，加川芎、细辛、赤茯苓、前胡、鲜枇杷叶，治肝着胁痛，虽药味各异，实未出《金匮》旋覆花汤原旨。王清任用治脱发、耳聋、紫癜风等症的通窍活血汤，由赤芍、川芎、桃仁、红花、老葱、鲜姜、红枣、麝香八味组成，其实亦源于《金匮要略》旋覆花汤。

何任教授，对外伤、神经性胁痛及慢性肝胆疾患所致的胸胁不舒，常配合用之，多有效验，现举验案如下：

于某，男性，36岁，1980年6月23日初诊。病家自诉强力负重后，出现左侧胸胁疼痛如刺，痛处不移，且入夜更甚，夜寐不安，以手按揉稍舒，咽喉略燥，喜热饮，舌质偏黯，脉沉涩。治拟活血祛瘀，疏肝通络。旋覆花（包）18克，茜草根 6 克，归尾、郁金各 9 克，青葱 5 支。服药 3 剂后，胸胁疼痛大减，夜寐随之亦转安宁。续用原方 3 剂，巩固治之而愈。

旋覆花汤是《金匮要略》方，但后世名同药异、治异的方子很多，当予区别。例如宋代有四方，《圣济总录》方由旋覆花、赤茯苓、桑白皮、半夏、紫苏、大腹皮、大枣、姜汁组成，治瘴毒、脚气；《普济本事方》方由旋覆花、细辛、橘皮、桂心、人参、炙甘草、炒桔梗、白芍、半夏、赤茯苓、生姜组成；治心腹中脘痰水冷气；《三因极一病证方论》方由旋覆花、荆芥穗、半夏曲、五味子、杏仁、麻黄、炙甘草、前胡、赤芍、茯苓、生姜、大枣组成，治产后伤风咳嗽喘满等；《济生方》方则由旋覆花、半夏、橘红、炮姜、槟榔、人参、甘草、白术、生姜组成，治中脘伏痰，吐逆眩晕。此四方均从《金匮要略》的行瘀通络移为蠲饮化痰。元代许国祯《御药院方》所载旋覆花汤由旋覆花、人参、赤茯苓、黄芩、柴胡、枳实、赤芍、甘草组成，用治风热所致头昏目疼鼻塞。明代旋覆花汤有三方，《妇人良方》方由旋覆花、芍药、甘草、前胡、石膏、白术、人参、麻黄组成，治妊娠伤寒；《赤水玄珠》方由旋覆花、橘红、半夏、茯苓、甘草、厚朴、芍药、细辛、生姜组成，治胸中嘈杂，冷涎上泛欲吐；《证治准绳》方由旋覆花、枇杷叶、川芎、细辛、藿香、桂心、枳壳、前胡、人参、姜半夏、炙甘草、羚羊角、赤茯苓、羌活、生姜组成，治妇人风痰呕逆等。均与《金匮》放覆花汤迥然有别。更有《全生指迷方》之旋覆花丸，用治腰以上发热汗出，昏晕，药味 20 味之多，虽名称仅汤丸之差，实全然不同。对这些方剂自当一一分辨，不可混淆。

何老认为《金匮》旋覆花汤临床应用应注意化裁。如肝脏气血郁滞，证情较轻，病人体质较弱的，投原方即可。倘瘀滞较为明显，症见胸胁刺痛，病程较久，舌质偏黯，脉涩不利者，则应加强祛瘀之力，可加入郁金、丹参、归尾等；有时也可配以少量虫类药如䗪虫、山甲等；"藉虫蚁血中搜逐，以攻通邪结。"若是风寒入侵肝经，阳气郁滞之肝着则应选用《圣济总录》蹈胸汤宜通行气。此外，肝着乃是气血郁滞于肝脏。叶天士云："初为气结在经，久则血伤入络"。因而在治疗时，还应注意通络，如加入丝瓜络、橘络等，以增强葱的引络、通络作用。瘀血内阻往往可以导致内燥证的发生，出现肌肤甲错、大便干燥等，又可加入白芍、瓜蒌仁、柏子仁育润之。

五、论栝楼瞿麦丸

栝楼瞿麦丸出自《金匮要略·消渴小便不利淋病脉证并治第十三》，是治小便不利的一张丸方，丸由栝楼根二两，茯苓、薯蓣各三两，附子一枚（炮），瞿麦一两为末炼蜜为丸组成。方中栝楼根、薯蓣生津止渴，茯苓、瞿麦淡渗利水，附子温肾补阳，五味合用，共起温阳利水、生津止渴的作用。《金匮要略》原文曰："小便不利者，有水气，其人苦渴，用栝楼瞿麦丸主之。"可见栝楼瞿麦丸是用治水气内停所致的小便不利，而且该证伴有口渴的症状。从栝楼瞿麦丸温阳利水的作用来分析，该证当有浮肿的症状，原文"有水气"也提示了这一点。此外，该证的水停是肾阳亏虚，气不化水。肾阳亏虚，不能温煦全身，气血凝滞现各种疼症，根据方后服药剂量中提及"以小便利，腹中温为知"，可见该证可有腹中冷痛症状。因此，栝楼瞿麦丸治小便不利，当伴有口渴、浮肿、腹中冷痛、舌苔白等症状。何任教授擅用《金匮要略》方，临证时常栝楼瞿麦丸治疗慢性肾炎、慢性肝硬化等其他原因引起的小便短少、浮肿等。现介绍案例如下：

患者卢某，女性，46岁，住苏州平江路，1983年2月14日初诊。病人自感口渴，小便短少，小腹部寒冷如水浇。月经量少色淡，脉沉，苔白而干。治宜生津益阳、化气行水：天花粉9克，茯苓12克，山药12克，淡附子4克，瞿麦6克。服药5剂，病人小便恢复正常。口渴好转，少腹寒冷也明显减轻。此后仍用原方续服7剂治愈。

何任教授认为：

（1）仲景治小便不利重视辨证论治。如属上焦郁闭的小便不利用越婢加术汤开上导下，属阳明瘀热发黄的小便不利则用茵陈蒿汤清热利湿，属脾肾亏虚的小便不利则用真武汤温阳利水，属妇人妊娠血虚有热的小便难，用当归贝母苦参丸滋润清热利水。就以《消渴小便不利淋病脉证第十三》而言，对病在于表，水与热结，膀胱气化受阻的脉浮、微热、消渴、小便不利，用五苓散表里分消治之；对阴虚水热互结的脉浮、发热、渴欲饮水、小便不利，用猪苓汤滋阴利水。此外尚有蒲灰散、滑石白鱼散、茯苓戎盐汤治不同的小便不利之证。栝楼瞿麦丸则专用于肾阳亏虚、膀胱气化不利之小便不利。这些不同的治小便不利的方药，若证候辨识不清，误以投之，则祸如反掌，故不得不明辨慎投。

（2）栝楼瞿麦丸方证原文中"苦渴"二字，有的版本作

"若渴"。若渴者，似渴非渴也。根据方药功效分析，我们认为作"苦渴"较妥，倘为"若渴"则该丸方中似可不必加栝楼根，正因为"苦渴"，才与小便不利"有水气"组成一对矛盾，而形成栝楼根之清热，附子之温阳，瞿麦、茯苓之淡渗，山药补益生津之配伍方。当然方中药物看似寒温并用，补泄并施，实际上是重在温、泄，因为该证主要是肾阳亏虚引起水饮内停的小便不利。

（3）《医宗金鉴》谓：栝楼瞿麦丸系肾气丸之变制也，这是因为《金匮要略》之肾气丸除能治虚劳、消渴外，还能治妇人妊娠转胞之小便不利。那么，《消渴小便不利淋病脉证并治第十三》中的小便不利为什么用栝楼瞿麦丸而不用肾气丸呢？这是因为栝楼瞿麦丸证是上热下寒，投以栝楼瞿麦丸，既能以天花粉、山药清热润燥治上，又能用附子温肾化气利水治下，两相兼顾。若纯用肾气丸则下益而上损，故不用肾气丸而用栝楼瞿麦丸。

六、论半夏麻黄丸

半夏麻黄丸见于《金匮要略·惊悸吐衄下血胸满瘀血病脉证治》。该丸由半夏、麻黄组成。引起心悸原因很多，有心虚胆怯，心血亏虚，心阳不振，虚火内扰，瘀血阻滞和水饮内停等。本丸是治疗水饮致悸的有效方剂。

何任教授善用《金匮要略》方，临证常以药简力专的经方取胜。兹介绍运用半夏麻黄丸治例如下：

顾某，男，58 岁。住杭州建国中路。患者夙有慢性支气管炎，入冬以来，自感心窝部悸动不宁，久不减轻，心电图检查尚属正常。脉滑苔白，宜蠲饮治之。姜半夏、生麻黄各 30 克。上两味各研末和匀，装入胶囊中。每次服 2 丸，蜜糖冲水吞服，1日3次。胶丸服完后，心下悸动已瘥。又续配一方，以巩固之。

运用半夏麻黄丸，何任教授认为须掌握以下二点：

（1）辨清证候，分别治之，是取效的关键。因为心悸病因众多，治当有别。以气虚水饮内停为例，首须辨明病位所在，次要分清气虚的轻重以及饮邪之多寡，才可选方遣药进行治疗。对此仲景《伤寒杂病论》言之甚详，启示也多。如：水气在膈间，卒呕吐，心下痞，眩悸者，用小半夏加茯苓汤主之，若下焦水逆而见脐下有悸，吐涎沫而巅眩，则用五苓散。若发汗太过伤心阳，心下悸，其人叉手自冒心，欲得按者，用桂枝甘草汤。心阳虚水气上逆，脐下悸，欲作奔豚，用茯苓桂枝甘草大枣汤。水停致厥而见心悸者，用茯苓甘草汤。若脾肾阳虚，水饮上泛，心下悸，头眩，身眴振振欲擗地者，则用真武汤。仲景用药规律温通心阳多用桂枝，利水蠲饮多用茯苓，但是《惊悸吐衄下血胸满瘀血脉证治》篇治水气所致心悸却不用桂枝、茯苓，而用半夏、麻黄。究其原因，正如《金匮要略浅注补正》指出"《伤寒论》心下悸，用桂枝以宣心阳，用茯苓以利水邪；此用半夏、麻黄，非故歧而二之也。盖水气凌心则心下悸，用桂枝者，助心中之火以敌水也；用麻黄者，通太阳之气以泄水也。彼用茯苓，是从脾利水以渗入膀胱；此用半夏，是从胃降水以抑其冲气，冲降则水随而降，方意各别，学者正宜钩考，以尽治法之变。"可见半夏麻黄丸主治心悸的病因是脾不健运，寒饮内停心下，水气上凌于心所致，同时并存有上闭肺气，中停胃中的喘息短气，头晕目眩，呕吐，心下痞等症。半夏麻黄，一宣一降，前者和胃降逆，以蠲寒饮；后者宣通肺气，以散水邪，俾阳气通，饮邪除则心悸可愈。

（2）注意方药用量、炮制、制剂、服法。这些也是取效不可忽视的方面。仲景立法组方极为严谨，一般情况应尽量按原方药味及药量比例使用。本方的炮制及服法是"半夏、麻黄等分。上二味，末之，炼蜜和丸小豆大，饮服三丸，日三服"。上举何任教授验案，其用量、炮制、制剂、服法与原方基本一致，故取效迅速。这是因为水饮内积、难于骤除，必须抚剿兼施，以使缓缓而去。若操之过急，未有不伤正气者。《金匮要略心典》注云："此治饮气抑其阳气者之法。半夏蠲饮气，麻黄发阳气，妙在作丸与服，缓以图之，则麻黄之辛温，不能发越津气，而但升引阳气，即半夏之苦辛，亦不特蠲除饮气，而并和养中气，非仲景神明善变者，其孰能与于此哉！"

七、论温经汤

《金匮要略·妇人杂病脉证并治》温经汤条的原文是："问曰：妇人年五十所，病下利数日不止，暮即发热，少腹里急，腹满，手掌烦热，唇口干燥，何也？师曰：此病属带下。何以故？曾经半产，瘀血在少腹不去。何以知之？其证唇口干燥，故知之。当以温经汤主之。"正如尤在泾所说："此为瘀血作利，不必治利，但去其瘀而利自止。"温经汤《金匮》用量为吴茱萸三两，当归、川芎、芍药、人参、桂枝、阿胶、牡丹皮、生姜、甘草各二两，半夏半升，麦门冬一升。方中吴茱萸、桂枝入血散寒，即所谓温经，亦是由温药去寒而达到行瘀目的；川芎、当归、芍药、麦冬、阿胶是育养而生新血；人参、甘草、生姜、半夏是益正脾气。因为血瘀长久，营衰脾伤而成下利。所以温经汤是以温养气血同时兼有行瘀散结作用。

从另一个角度分析温经汤的方剂组成，似乎是桂枝汤（去枣）、吴茱萸汤（去枣）、小柴胡汤（去柴胡、黄芩、枣）、胶艾汤（去地黄、艾叶）再加上丹皮、麦冬的合方。就这四个方剂来说，桂枝汤是以调营卫为主；吴茱萸汤以温中为主；小柴胡汤以疏肝和胃为主；胶艾汤以养血为主。这样也同样可以理解温经汤除了《金匮》原文所指出的主治证候外，还具备了调营卫之寒温，和脾胃之津气，温中补血之力，增津破瘀之功。何老用《金匮》温经汤治妇女少腹寒冷，月经量多或月经至期不来的不孕症，屡见治效。这实际上已跨出了本方原条文指征的界限，扩大了其适应范围，正如原方后所说："亦主妇人少腹寒，久不受胎；兼治崩中去血，或月水来过多，及至期不来。"这里举一医案为例。

罗某，女，32岁，1988年10月24日初诊。

结婚四载未育。少腹不温，时作胀滞，经期不定，行则量多有块，色或淡或黯，迁延时日，日晡手足心热，唇口干燥，脉涩苔薄，舌色略黯。宜温经为法：党参、当归、白芍各12克，川桂枝、川芎、阿胶、姜半夏、麦冬各9克，吴茱萸、丹皮、生甘草各6克，生姜三片。

二诊：服10月24日方14剂，自感少腹已少见寒冷，本月汛行五日净，手足心热见轻，原方再续。后又处方服数次而怀孕。

据上例可以认为《金匮》温经汤治妇女少腹寒冷，久不受孕，以及崩漏或月经量多，或月经愆期等症，确实有效。因该方具有调经、温经、补养、去瘀等多方面的作用。

何任教授指出：《金匮》温经汤与后世诸温经汤名同而实异。如《太平惠民和剂局方》亦有温经汤，与陈自明《妇人良方》温经汤大致相同，用归、芎、芍、肉桂、莪术、丹皮、人参、牛膝、炙甘草等。治寒气客于血室，血气凝滞，脐腹作痛等证。《证治准绳》亦有温经汤，用香附、乌药、甘草、吴茱萸等药。治血海虚冷、血涩腹痛、崩漏、带下、溲数、肠风等证。另《沈氏尊生》亦有温经汤。用附子、当归等药，亦治妇人冲任虚、月经不调、半产停瘀、唇口干燥、五心烦热、少腹冷痛、久不受胎等证。后世诸种温经汤，就其用药、主治，亦似源于《金匮》温经汤加以化裁而来。

综观《金匮》温经汤用药，寒热并投，气血双补，温经与祛瘀相互配合，不可偏废，所以能治较多的妇女病证。经少能通，经多能止，子宫虚寒能孕。后世很多调经种子的方剂，都未能脱出本方范围。

何任教授还认为：

（1）"下利"两字有医家认为应是"下血"之误，此说亦有参考价值。《千金》《外台》温经汤用治崩中下血，就是证明。但崩之因热而迫血妄行的，不可用此方。

（2）妇人瘀血在少腹不去的诊断，则突出反映在"唇口干燥"。治瘀血证，《金匮》有下瘀血汤，本证不选下瘀血汤而用温经汤，是因为妇人年五十，当七七天癸竭之时，不宜用下瘀血汤，故用养血温经，使血得温能正其行道则瘀阻自消。

（3）半夏一味，令人费解，程注认为止带；徐注认为正脾气；陆渊雷认为必有呕逆之证等；日人丹波元坚则认为"其旨难晰"。但半夏、生姜同用，当有和胃降逆、益正脾气兼能温散里寒的作用。

八、论六味地黄丸

六味丸即六味地黄丸，原名地黄丸，为钱乙《小儿药证直诀》方。由熟地黄八钱，山药四钱，山茱萸四钱，白茯苓三钱，牡丹皮三钱，研细末，炼蜜为丸。亦可作煎剂，名六味地黄汤。

六味丸（汤）功能滋补肝肾。治肝肾阴虚，腰膝疲软，头晕眼花，耳鸣耳聋，盗汗遗精，或骨蒸潮热，或足心热，或消渴，或虚火牙痛，舌燥喉痛，舌红少苔，脉细数者。目前也用于慢性肾炎，高血压，肺结核，神经衰弱，糖尿病，甲状腺机能亢进，肾结核，功能性子宫出血，恶性肿瘤等属于肝肾阴亏者。实验研究：本方对肾性高血压有明显降压和改善肾功能的作用；还能改善植物神经系统和性腺的功能障碍；使肝糖元含量增加，红细胞代谢恢复正常。

何任教授临床常用六味丸，除按常法运用外，还具有下列几个特点：

（1）精不足者，补之以味。

人们常认为六味丸是六味药组成而得名。其实不尽然。试观六味丸中地黄味苦入肾，固蛰之本，泽泻味咸入膀胱，开气化之源，二者补太阴、少阴之精；山萸肉味酸入肝，补疲极之本；丹皮味辛入胆，清中正之气，二者补厥阴、少阴之精；山药味肝入脾，健消之机；茯苓味淡入胃，利出入之器，二者补太阴、阳明之精。六味者，苦、酸、甘、咸、辛、淡也。《素问·阴阳应象大论》所谓的"精不足者，补之以味"，五脏之精，赖先天肾之闭藏，故六味盖为临床常用。

例案：王某，男，32岁，1992年12月7日。

婚后六年，未能生育。腰酸，时有遗精，思虑积劳，心悸寐少，舌食不馨，舌尖红，尺脉虚，肾精欠足，封藏不固，宜益肾补精。干地黄 24 克，山萸肉 12 克，山药 15 克，茯苓 12 克，丹皮 9 克，泽泻 9 克，炙龟板 15 克，桑螵蛸 9 克，五味子 9 克，菟丝子 12 克，芡实 15 克，以上方先服 7 剂，略事加减，继服一月有余，诸证渐减，半年后，其妻妊娠。

（2）有针对性地治败症多见捷效。

所谓"败症"，大致与伤寒的"坏病"义同。坏病是指病经汗、吐、下、温针仍不解的而言。而治疗的原则是"观其脉证，知犯何逆，随证治之"。败症也同样应该根据病人实际情况，观其脉象证象，了解病史及经过何种治疗。若是呈现六味丸所适宜的指征，就能用六味丸，并不是说六味丸可以治疗所有的败症（坏病），若辨证确切其效甚显。

例案：卢某，女，40 岁，工人，1992 年 10 月 24 日。

初诊尿频尿急，口干，头昏神疲，心烦，腰疼痛，足跟痛（尿检：蛋白痕迹，红细胞 +，脓细胞 ++，白细胞 +），舌红，脉虚数。经询病史，此病人一个月前身热，尿频尿急，腰酸，当地诊为尿路感染，经中西药治而身热退净，而尿频急未能全解，因其他原因而后味再治疗。诊为肾阴虚。处方：杜仲 9 克，淡竹叶 9 克，川断 9 克，干地黄 18 克，茯苓 12 克，丹皮 9 克，泽泻 9 克，山萸肉 9 克，山药 15 克，5 剂。服药 2 剂，症状减，小便利，服完 5 剂，尿检已正常，再续进 7 剂以期巩固。

（3）遵原方，亦可适当加减。

何任教授指导我们说："对待古方，应充分认识古方的组成，不仅理论上可通，而经过长期实践而成，其价值应有足够的估计。遵守古法，首先要深通古法，惟其通，才可不

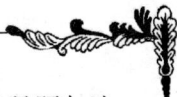

泥于古法，不泥才能不守，·才有创造。我们的创造是既与法合，又能在法的基础上有所发展。"按此说法，治病遵古方，而适当增损。

例如：张某，男，64岁，患肺气肿，每冬即行动喘促，长期服西药消炎平喘而大便闭结，诊有肾阴虚征象，何任教授以六味丸去山药加胡桃肉治之而效。

又治陶某，女，月经每月二行，腹痛遇寒冷则更甚，又以六味丸去丹皮加蒲黄、五灵脂治之而月经正常。再如以六味丸加菟丝子治妇女面有色斑，亦多获效。至于以六味丸配通补奇经法合治肝肾阴亏之妇女病或情志病亦每能见功等等。可知遵古而不拘泥，才能提高疗效，有所创造。

九、论定经汤

定经汤为傅青主治疗"经水先后无定期"之方。历来方书（指清以后）对定经汤，很少有专门探索，故用之者不若其他方剂之多。据何任教授的临床经验，定经汤确为"不治之治，正妙于治"的、有实际价值的好方子。

傅青主在《傅青主女科·经水先后无定期》中说："妇人有经来断续，或前或后无定期，人以为气血之虚也。谁知是肝气之郁结乎。夫经水出诸肾，而肝为肾之子，肝郁则肾亦郁矣。肾郁而气必不宣，前后之，或断或续，正肾之或通或闭耳。或曰肝气郁而肾气不应，未必至于如此殊不知子母关切，子病而母必有顾复之情；肝郁而肾不无缱绻之谊。肝气之或开或闭，即肾气之或去或留。相因而致，又何疑焉。治法宜舒肝之郁，即开肾之郁也。肝肾之郁既开，而经水自有一定之期矣。方用定经汤。菟丝子一两酒炒，白芍一两酒炒，当归一两酒洗，大熟地五钱九蒸，白茯苓三钱，山药五

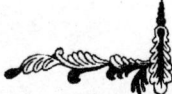

钱炒，芥穗炒黑二钱，柴胡五分水煎服。二剂而经水净，四剂而经期定矣。此方舒肝肾之气，非通经之药也。补肝肾之精，非利水之品，肝肾之气舒而精通，肝肾之精旺而水利。不治之治，正妙于治也。"

定经汤之主要适应症在于月经先后无定，属肝肾郁滞类型。此类月经不调临床确属多见，往往用四物汤或丹栀逍遥散而疗效不显。何任教授治此类型之月经先后无定期，辄往往先投定经汤。此方以舒肝肾郁滞之气，有明显之效果。即傅氏所谓："此立舒肝肾之气，非通经之药也；补肝肾之精，非利水之品也。"但是，肝肾之气由郁滞而舒通，肝肾之郁既开，月经行期亦有一定也。因而傅氏点出："不治之治，正妙于治也。"可见本方并不是调补气血之方，与四物汤有所不同。再说本方在实际运用时，服后月经淋漓往往即净，与用摄止之品亦有不同之效果。

定经汤共八味，组合得宜。无加减法。按清道光年间翰墨园木版《傅青主女科》在调经之十五、十六、十七三节文字上有二段眉批。一段说："妇科，调经尤难，盖经调则无病。不调则百病丛生。治法宜详察其病原，细审其所以不调之故，然后用药，始能见效。"另一段眉批说："调经三条，辨论明晰，立方微妙，但恐临时或有内感外伤不能见效。有外感者，宜加苏叶一钱，有内伤者，宜加神曲二钱炒。有肉食积滞者，再肝气郁抑又当以逍遥散为主，有热加栀炭、丹皮，即加味逍遥散。"这两段眉批，虽属浅显，但足见用此类方时一须辨证明确，二须临证掌握。

综观定经汤，不失为一张值得采用之好方。用之得当，效果快捷。

例案：陈某，女，28岁，工人。初诊：1992年4月18

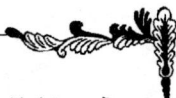

日。平素体健，月经正常，近数月来，月经或提前行，或至期不行，腹不痛而腰胁偶见隐隐不舒，苔白脉弦，宜疏肝肾之气。菟丝子9克，白芍15克，当归12克，熟地12克，茯苓12克，山药12克，炒黑荆芥穗9克，柴胡9克。5剂。

复诊：上方服药后腰胁已舒，再续7剂。以后月经按月如期而行。

十、论甘草

一般认为甘草性平，和诸药而解百毒，补虚缓急用炙，泻火用生。何任教授经过多年的临床实践和研究，认为甘草的临床应用极为广泛，现总结如下：

一者，甘草之性味与炮用。性平味甘。其应用入药，多炙用。试观张仲景《伤寒论》方用甘草者，约七十方，均是炙用。只甘草汤、桔梗汤二方生用，盖取其清热解毒。

二者，甘草之功效与用量。综观甘草之用，为益气补中，健脾养心，缓急止痛，清热解毒，调和诸药。甘草之古方用量，有轻有重。何任教授临诊中调和诸药则可6克，而用于通血脉、缓急止痛必用9克方为恰当。

三者，甘草之解毒。何任教授于外症疮疡、喉症，作解毒清热亦不过生用6～9克。若作为解误食药食之毒，则与绿豆、黑豆合煎，当在9～12克之间，或更多。孙思邈云："甘草解百药毒，如汤沃雪。有中乌头、巴豆毒，甘草入腹即定，验如反掌。方称大豆汁解百药毒，予每试之不效，加入甘草为甘豆汤，其验乃奇也。"甚是。

四者，甘草之调和诸药、缓和药性。比如古方麻黄汤之用甘草，不使汗之太过；桃仁承气汤、调胃承气汤之用甘

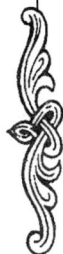

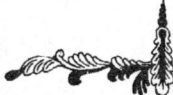

草，不使下之过峻；四逆汤之用甘草，不使辛热过烈。均起"有制之师"之妙用。《汤液本草》认为甘草安和七十二种石，一千二百种草，名为国老……能安和草石而解诸毒也。可见甘草调和之意。

五者，甘草之禁忌。陶弘景认为："此草最为众药之主，经方少不用者。"以为各方均可加入甘草。然则亦有禁忌之症。如水气胀满之证、浮肿病者，多不宜用。何任教授曾治一妇人，见方中有甘草，辄曰"我过敏！我过敏！"据告，"如服甘草，浑身不舒，头昏脑胀"。可见虽为极个别之例子，然亦不可不知。《金匮》黄芪桂枝五物汤，乃桂枝汤加黄芪，倍干姜，而独去甘草。以治血痹身体不仁。不用甘草者，使其药力猛捷！

六者，甘草之反药。医籍所载甘草反大戟、芫花、甘遂等，医家常引以为戒。但细检各家著述，亦有并用不悖者。如古治痰癖方，有用十枣汤加甘草；东垣治结核，与海藻同用；丹溪治劳瘵莲心饮与芫花同用。是以反其下势之锐？此等配伍，亦惟深达精微用药者始可知。

七者，炙甘草汤勿去酒用。甘草不必一定配合酒用。然以炙甘草汤而言，炙甘草为主药。原方以清酒七升，水八升先煮。酒行药力，通血脉为佐使之用。酒经煮煎，失其烈性，有益无害。何任教授常以本方治功能性心律不齐、期外收缩、风湿性心脏病等见心悸、气短、脉结代，舌淡少苔者，嘱煎时加酒适量，往往有显著疗效。

八者，历年报道，谓甘草药理试验有肾上腺皮质激素样作用，并有抗炎、抗变态反应，解毒，对脂代谢、镇咳、抗惊厥、抗肿瘤等有作用，其毒性甚低。但如长期服用，能引起水肿和血压升高。应予引起注意。

十一、论大黄

何任教授在临床上喜用大黄，取效颇多。他常对我们说：大黄是一味难得的好药，应该好好研究。多年来，他对大黄从理论和实践上都作了深入的探索，现综述如下：

大黄是常用药，为蓼科植物掌叶大黄、唐古特大黄或药用大黄（南大黄）的根茎，是多年生高大的草本。

大黄的异名有黄良、火参、肤如、将军、锦文、川军等。药有生用或炮制用，炮制后称制大黄或熟大黄，亦有炒炭应用的。

大黄性寒味苦，《神农本草经》下品，其功效为：攻积导滞泻火凉血、行瘀通经。大黄的有效成分为蒽醌衍生物（包括大黄酚、芦荟大黄素、大黄酸、大黄素、大黄素甲醚），此外还含有鞣质（主要为葡萄糖没食子鞣质、游离没食子酸）。药理实验谓大黄：①有泻下作用，其有效成分为蒽醌甙；②抗菌作用；③抗肿瘤作用；④其他作用。

大黄在中医临床应用方面的记载，既多有广。就《伤寒论》而言，各法中用大黄者共16方，列说如下：①用于荡涤实热，常配芒硝，或配枳实、厚朴，如入大承气汤、小承气汤、调胃承气汤、大柴胡汤、麻子仁丸、桂枝加大黄汤、柴胡龙牡汤、枳实栀子豉汤加减等方。这些方用治阳明腑实，短气腹满而喘，潮热，手足濈乍难乍易，喘冒不能卧，日晡所潮热，不恶寒，烦，独语如见鬼状，昏不识人，循衣摸床，惕而不安，微喘直视，不言。大黄用于荡涤实邪之各方中用量在二至四两（麻仁丸用1斤）。②用于泻热逐饮，常配甘遂、芒硝。如入大陷胸汤、丸，治实热结胸，颈强，如柔痉状，膈内痛，胃中空虚，短气烦躁，心中懊恼心下痛按之石硬，日晡所小有潮热，从心下至少腹硬满而痛不可近。大黄用于泻热逐饮之陷胸汤，用六两。③用于泻热消痞，配黄连，入大黄黄连泻心汤、附子泻心汤。治热痞，心下痞，按之濡，其脉关上浮。大黄于此类病，用二两。④用于破血逐瘀。配合桃仁、水蛭、虻虫，入桃仁承气汤，抵当汤、丸。置太阳蓄血、其人如狂。发狂，少腹急结、硬满，小便自利。大黄于破血逐瘀方中，用量在三四两。⑤用于清热利湿退黄。大黄配茵陈等入茵陈蒿汤，用治阳明瘀热发黄，小便不利，渴，身黄。茵陈蒿汤中大黄用二两。

历来医家名著，对大黄之应用多有叙述，尤推崇张仲景《伤寒论》之用大黄。因为它将大黄的各方面功能都用得比较全面。就当时来说，确实没有人能做到这样。《本草思辨录》说："大黄之为物有定，而用大黄之法无定。不得仲圣之法，则大黄不得尽其才而负大黄实多……"这说法代表了很多医家的看法。

（1）对张仲景用大黄之看法

综观张仲景用大黄各法，其用大黄总在于攻坚、利下、清解毒积。他除了重视大黄的用量变化外，还对大黄与他药的配伍苦心探究，如大黄配合厚朴、枳实治胸腹满；大黄配黄连治心下痞；合甘遂、阿胶则治水证与血证；合水蛭、虻虫、桃仁治瘀血；配黄柏、栀子、茵陈治发黄；配甘草治迫急之症；配芒硝治实结之证等等。除《伤寒论》用大黄外，仲景在《金匮要略》中亦有精深之方法，如用大黄甘草汤治便闭呕吐；用大黄甘遂汤治水与血结；用大黄牡丹皮汤治肠痈；用大黄硝石汤治里实、腹满黄疸；用下瘀血汤治干血癥瘕；用大黄䗪虫丸虚劳干血等等。未见有单独用大黄的。单味大黄用治重症肝炎、急性胆囊炎、肾功能衰竭、急性胰腺

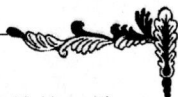

炎、急性脑血管病、门脉高压大出血、消化道出血等等，效果显然。由此而得到仲景用大黄，除用量和配合他药之外，还悟出另层意思，即大黄作为荡涤蕴热推陈致新来说是主药，也可以从方的汤名上感觉到。但是，对陷胸涤热大陷胸汤来说，大黄用量虽为六两，但未必作为主药。这如何理解呢？成无己说："陷胸汤，甘遂味苦寒，苦性泻。寒胜热，虽曰泻热，而甘遂又若夫间之遂直达之气，陷胸破结，非直达者不能透，是以甘遂为（君）；芒硝味咸寒……是以为（臣）；大黄……荡涤邪寇，除去不平，将军之功也。陷胸涤热，是以大黄为（使）。"本方黄、硝二味煎汤，加入一钱匕的甘遂末进服。仿大陷胸汤方义，我曾治一单纯性肠梗阻的患者，甘遂1.5克研末，用大黄泡水送服，效果快捷。此说明大陷胸汤中为主的是甘遂，从而说明仲景制方之奇。

（2）大黄入血分、气分之仪

李时珍说："大黄乃足太阳、手足阳明、手足厥阴五经血分之药，而病在五经血分者宜之。若在气分用之，是谓诛伐无过矣。"缪希雍说："味厚则入血分，血者阴也。"张璐说："大黄气味俱沉降，纯阴，乃脾、胃、大肠、肝与三焦血分之药。"医家多此种看法，独张锡纯氏则说："大黄味苦气香，性凉，能入血分，破一切瘀血。为其气香，故兼入气分，少用之亦能调气，治气郁作痛。"张氏之说，较为实际。按气血者，实是有形、无形之分。如热在气分，无形之邪；热在血分，有形之邪。有形之邪当用大黄荡涤，如大陷胸丸以泻胸胃血分之邪，用大黄。而结胸在气分，则用小陷胸汤；痞满在气分，则用半夏泻心汤，俱不用大黄。故有形、无形是辨证关键。若单从气分、血分而言，则易舛误。如温热症化热阶段，以发热不恶寒、苔黄；伏热内发之气分

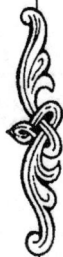

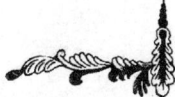

证以中焦阳明为主，既有肺经证象，亦有口渴、便秘或下利等；或中焦湿困苔腻热壅，若有需要亦可用大黄。若热病重深之血分证、动风、动血、耗血等所谓血分，方如用大黄，就错误了。我曾治一晚期肿瘤患者，化疗以后极度虚弱，大便溏，日下，脐腹膨胀，气闭不通，叩之音清空。即用大黄30克研细末，醋调敷病人足心涌泉穴，不久即腹胀缓消，全身舒松。又治一老人，因头晕，口干，胸腹胀满，大便日下，而小便不通，苔薄脉濡者，用清宁丸10克，1次吞服，而小便畅下。我认为大黄入血分兼入气分之说是对的。

（3）用大黄注意宜忌

使用大黄应注意宜忌。从大黄的禁忌症而言，有：如表证未罢，血虚气弱，脾胃虚寒，无实热、积滞、瘀结，以及胎前产后，均应不用或慎用。我早年尝采《温疫论》吴又可专尚大黄方法，治疗湿温化热、血分热毒诸证。如热邪深陷血分，高热、神昏、斑疹、或吐血、便血、衄血、舌色深绛，以及重症麻疹、猩红热、斑疹伤寒、流脑等，以及急性化脓性之感染诸症有实热者，均用生大黄配合清热解毒诸药，效果好。年前治一精神分裂症发狂患者，大便数日不下，用生大黄18克，研为末嘱家属分2次用冷开水调服，服后大便解，神情亦安。再用他药调治。又治一妇女，以跌仆后脑落地受伤，出现神不清，二便不通。处方以祛瘀实，用生大黄为主服后便通，症减轻。可见对大黄"不可畏而不用。"

某哺乳妇，由于大便不畅而自购生大黄泡滚水服，得畅便，但其乳婴也由此而腹泻2天，可见大黄之泻下成分还能进入乳汁之中，引起婴儿腹泻。故对大黄亦"不可忽而轻用。"

十二、菟丝子治面部黄褐斑

菟丝子辛甘平，入肝肾经，具有补肾益精、养肝明目的作用，多用治肝肾亏虚，不孕不育，遗精崩漏，腰痛，两目昏花，耳鸣之证。如五子丸中与枸杞子、覆盆子、五味子等相伍，治肾虚阳痿遗精，小便余沥及久不生育之证。《千金方》中驻景丸，与熟地、车前子配用治肝肾不足，视物不清。《景岳全书》中的右归丸，与熟地、山药、山茱萸、枸杞、杜仲、肉桂、制附子、鹿角胶、当归合用，治命门火衰而出现的腰膝软弱、阳痿滑精、体倦肢冷等症。

何任教授除将菟丝子用治肾虚腰痛、妇女月经不调等症外，还常常用治妇女的面部黄褐斑，取得了较好的疗效。考《神农本草经》谓菟丝子"主续绝伤，补不足，益气力，肥健，汁去面䵟，久服明目"。可见古代医家也认为菟丝子可治面部褐斑的。何老在使用菟丝子治疗黄褐斑时多配以滋肾的六味地黄丸和活血祛瘀的当归、赤芍、红花等。菟丝子一般用量为12克。例治患者李某，女，35岁。一年前产下女孩后，面部黄褐斑一直不退，体倦伸疲，腰酸，记忆力减退，舌暗红苔薄，脉细。处方：干地黄24克，山萸肉12克，山药15克，茯苓12克，丹皮9克，泽泻9克，菟丝子12克，当归10克，赤芍10克，红花6克。服药14剂后，面部黄褐斑明显变淡。前后服药两个月，面部黄褐斑全部消褪，体力也得以恢复。

十三、肉桂（末）用途广泛

肉桂辛甘，大热，归肾、脾、心、肝经。具有温中补阳、散寒止痛的作用。如崔氏八味丸中有肉桂，用治肾阳不足所致的食少便溏，体倦怯冷，尿频，小便不利等症；十全大补汤中也有肉桂，用来鼓舞气血生长等等。《本草别录》谓肉桂："主温中，利肝肺气，心腹寒热，冷疾，霍乱转筋，头痛，腰痛，出汗，止烦，止唾，咳嗽，鼻齆；能堕胎，坚骨节，通血脉，理疏不足，宣导百药。"何老临床上应用肉桂十分广泛，如常用肉桂配黄连，交通心肾，治顽固性不寐。他主张用肉桂应以研末吞服效好，每次2克，每日2次。如治痛经或附件炎引起的腹痛，伍当归、芍药、延胡、香附、没药；治胃脘疼痛伍沉香末、白芍、炙草、海螵蛸等。此外，他常将肉桂末与桂枝合用，温阳气，鼓舞气血，治疗低血压病证，收到了良好的效果。如治患者沈某，男，33岁，1995年2月15日初诊。某院诊为急性泛植物神经感染所致的直立性低血压。直立时经常要晕倒，测血压：卧位16/10.5kPa、坐位10.5/6.5kPa、站位6.5/1.3kPa。病人神情委顿，苔薄白，脉濡软。处方在参、芪补气血药物基础上，加桂枝9克，肉桂末3克（分二次，每次1.5克吞服）前后坚持服药五个月左右，直立时晕倒症状已消失，日常生活能自理，测血压：卧位17/10kPa、坐位13/8.5kPa、站位10/7kPa，并能和健康人一样骑自行车或步行外出。药服至今诸证稳好，已恢复上班。

十四、仙鹤草、白英治癌症疼痛

恶性肿瘤随着病情的发展往往会出现疼痛，而治疗癌症疼痛一些常用的活血止痛药取效均不理想。何老对于癌症的疼痛常重用仙鹤草30～120克，白英15～30克，并与失笑散相伍进行治疗，收到了较好的疗效。一般认为仙鹤草是凉血止血药，白英是清热解毒药。何老在临床实践中认为这

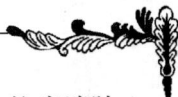

两味不仅有清热解毒、凉血止血的功效，而且也有抗癌消肿止痛的作用。《闽东本草》《药材学》也载有仙鹤草、白英能活血祛风、止痛。失笑散则能活血祛瘀，散结止痛，配合使用，则能提高止痛的作用。

如治患者张某，男，64岁，某师范学院教师，1996年1月8日初诊。左肺癌未能手术，近一月来反复左胸及背部疼痛，并逐渐加重，气急、面浮、溲少，大便艰结，苔白腻，脉弦。以蠲痛为主，辅以清解。处方：仙鹤草60克，白英20克，生蒲草9克，五灵脂9克，全瓜蒌15克，鱼腥草30克，冬瓜子、皮各30克，野葡萄根15克。服上药7剂后，胸痛明显减轻，气急面浮、溲少便干等症也得到缓解。

十五、鼠妇祛瘀止痛

鼠妇为鼠妇科动物平甲虫的干燥全体，性味酸凉，无毒。功能破血利水、解毒止痛。《金匮要略》鳖甲煎丸中含有鼠妇。临床上一般医师少用鼠妇。何老认为鼠妇是一味很好的祛瘀止痛的药物，对于痛证，特别是癌症疼痛具有较好的疗效。在使用时可与六神丸相伍，六神丸清热解毒、消肿止痛，两者合用，取效尤捷。一般用量为鼠妇9～12克，六神丸20小粒（分上午、下午二次服）。如治患者沈某，男，53岁，机关干部，1995年12月25日初诊。肝癌晚期，肿块呈巨大型。右肋部疼痛剧烈，牵及周围。初服吗啡类止痛有效，后逐渐效差。患者疼痛难忍，冷汗，不能平卧，苔略腻，舌质暗，脉弦数。处方为清热解毒、活血祛瘀药物基础上用鼠妇12克，六神丸20粒。服药3剂后疼痛缓解，又续服14剂疼痛基本上得以控制。

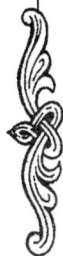

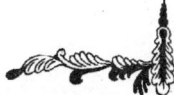

医事忆当年

何任教授从医、行医，到讲授中医，已经过70多年。70多年来疾病谱已发生了很大的变化。这是一篇何任教授回忆早年行医经历的医论。现整理如下：

"四载鸡鸣今别离，十年方悔作人师，元元疾苦谁能药，处处炎凉若个知，长觉后生皆可畏，徒追先师未为奇，入乡问俗应需记，傲骨由来不合时。"这是40多年前，辛巳之夏，医学院某老师赠别毕业同学的七律。

时序流光，沧桑屡易，回忆往昔，感慨系之，乃恩幼承庭训，长得师传，虽犹闭门为车，然能出而合辙，均赖先辈严师诲教之德，其初入医林之艰难，考验之严峻，教育之深重，回顾一一，何不可言，亦何可不言也。

一、喉痧

庚辰之秋，余于上海辽阳路施诊所施诊。所谓施诊所者，不收诊金，就诊者多为当地患病之贫民，医生亦多尽义务。某日，愚一喉痧病人，身热形寒，肤红肌热，遍体隐隐有斑，咽喉严重腐烂，悬雍垂亦肿腐不堪，咽嗌几不可辨，然舌鲜红如洒朱，不能进食，全赖灌咽米汤，全身极度衰虚，由家属扶持以行，余就病情而论，为疫毒上攻，为处内服清热解毒药方，并咽喉部吹敷局方珠黄散以化毒去腐，但病家贫苦，无力购买珠黄散，持方踌躇竟去。余视其不能药治，如此重症若再耽误，势必偾事。乃询其居处，午间诊视结束，即赴其居将所购冰硼散一包及普济消毒饮数服赠予。冰硼散价廉而效逊于珠黄散，一芥寒医，费银角数毫，只能及此，奈何；后遂不知音讯。

【按】咽喉腐烂，身热而周肤斑疹隐隐，为烂喉丹痧之症，属疫疠，长幼均能传染。外从口鼻而入，内从肺胃而发。其始起则恶寒头痛，肤红肌热，咽喉腐肿，周身斑疹隐隐。其时即宜疏表，如牛蒡解肌汤之类。喉内用珠黄散吹之，三四日温邪化火，热盛痧透者，解肌汤内加犀角、羚羊、石斛、花粉之；至五六日热甚神昏，火盛上逆，内逼心包，用犀角地黄汤，或玉女煎内加石菖蒲，或紫雪丹。再数日痧斑焦黯，脱皮而瘳。此症即猩红热，为溶血性链球菌所致之急性呼吸道传染病。自青霉素问世以来，此病死亡率已显著下降。然在50年前，治疗上多赖中医急治，其用药代价较高。若见身红赤，而痧不外透，神昏语乱，气逆喘急等疫毒内闭险证，必需以犀角磨汁冲和鲜生地黄汁送化紫雪丹，外用珠黄散，方可冀其侥幸于万一。而贫病者，往往力不能及而不得全生。似此类贫病交困情景，旧社会比比皆是，瞻今忆昔，益感目下人民生活于幸福之中往往尚不自知耳。

二、痞满

戊寅年，余寓沪新闸路房东之妻王某，40岁，患胃脘部胀满已久，不知饥，食少，食后胃脘不舒，素体瘦弱。房东认为"中气虚"，购补中益气丸二斤，嘱每日服之，愈服愈剧。乃至南京路某医生处治疗，诊为积聚之症，方用枳实、续随子、鳖甲、槟榔、鸡内金等，服亦无效。再至某西医医院检查，诊断为胃炎、胃神经官能症云云，配药水、药粉若干，服半个月仍无效果。病人虽勉强起床料理家务，但面黄肌瘦，整日感脘腹胀满，偶有呕泛，情绪郁结。房东在无可奈何情况下来要我"想想办法，弄个方子吃吃"。余当时为一青年医学生，既非名家，亦非高手。见委治此疑难宿疾，颇觉不安，但又不能推却房东一番嘱托。乃思《内经》有太阴所至为痞满之说。诊其脉，见濡软，观其苔薄黄而根部略腻。其病原于脾不能行其气于肺胃，结而不散成痞。拟用泻心汤法。乃处姜半夏四钱，炙甘草二钱，川连一钱，黄芩三钱，潞党参三钱，干姜二钱，大枣五枚。试投一剂后，病人自感呕恶已平，脘胀亦松动，于是在方中增川朴二钱，续服以后，日见轻舒。竟由此而瘳其痼疾。

【按】所处半夏泻心汤，平淡而无奇，原为仲景治痞方。然《伤寒论》所指之痞，从外至内，即小柴胡汤证因误下伤中而成之证。盖伤寒邪在少阳，当宜和解，误用攻下，伤其中气，邪犯肠胃，心下遂痞也。此病人虽非少阳误下，而是其他误治所致。如初进补中益气，再以消导攻积，继而中西药杂进。此久病中虚，胃气不和，寒温失调，痞结而满，杂病痞证也。以半夏泻心汤和胃降逆，开结除痞，果然见效。

三、卒中

永康汪北石之老母，六十五高龄，体丰腴，素嗜肥甘，辰午之春，突然昏迷，不能言语，口闭拳握，呼吸粗状，鼾声如曳锯，二便不通。诊脉弦滑，舌苔白腻。询未病前情况，家属谓近不时呼头胀头晕，日前连续玩骨牌数晚疲劳有关云云。诊为卒中闭证，乃嘱先以鲜竹沥调冲大苏合香丸壹颗灌服。惟当地药铺无鲜竹沥出售，于是先开水调化大苏合香丸灌服，下午再灌服壹颗。并指导病家自制鲜竹沥，其法

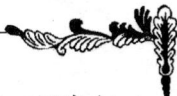

为：购取新鲜淡竹若干枝，去其枝叶及竹根，锯成一尺半左右之竹段，每段两头去节，对劈成两片。劈面朝上，用砖块架于竹片之下，露出竹段二头，下各置较大磁盘或碗。于竹片下两砖间烧燃竹叶木柴，以熏逼竹片，竹段两端即滴出液汁入磁碗中，即为鲜竹沥。至沥将滴尽时，竹段即自行燃烧，其时即可将竹段丢于砖间火中，另换新竹段再熏逼取沥。集取之竹沥置干净杯中，略滴二滴生姜为使。给病人饮用（灌服）。次日，昏迷虽未全醒而口已能开合，鼾声亦低。再以羚羊角、钩藤、胆南星、白芍、天虫、贝母等处剂续服。

昏迷醒后，二便亦通，惟言语不清，动作艰难而已。

【按】中风之证，《金匮要略》有专文论其中经、中络、中脏、中腑各证。《千金要方》卷八有卒中条。此老人属中脏腑。中脏腑者亦当先分其为闭证、脱证。一般说来，凡属闭证者多为突然昏倒，不省人事，两手握固，牙关紧闭，面赤气粗，痰声如锯，二便闭阻或痰涎壅塞，四肢不温等，脉弦滑或沉滑，舌苔黄腻或白腻。一般宜先开窍，再以清肝、潜阳、熄风、豁痰等治之。属脱证者，猝然昏仆，不省人事，眼合口开，呼吸微弱，鼻鼾，肢冷，手撒，遗尿，或大汗，或油汗，舌淡白，脉细弱。一般先宜益气回阳，或益肝肾、潜阳为治。汪母属卒中闭证，先以局方苏合香丸开窍，并不断灌饲鲜竹沥以豁痰，再以清、潜、熄、豁等法处剂投治而得机转。

四、稚儿不食

余近戚中某稚儿，6岁。患时症以后，恢复缓慢，面黄而羸瘦。所居乡间医生以白术、炙甘草、泡姜等处方，煎服

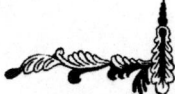

多剂，渐至不思进食，喂食亦不肯进，亦无其他异嗜。大便初燥结，继则数日乃至10数日不解。彼又增予服大黄、番泻叶、清宁丸等均无效。虽起床走动，但精神呆滞。余至其地，乃思此孩子患时症以后，未能合理调治，其苔白，其脉细，不饥不食，大便不下，似属脾胃阴虚，不运不通。复忆在沪习医时，曾闻苏地某老医以野味菜肴，加茴香等调料于病室，使其香气入室，引起病人食欲一法颇可一试。于是嘱购优质上等火腿一方，隔水蒸煮，使病儿闻其香醇之味，继以火腿汤（去油）数匙调入软饭中喂食。病儿竟食一小碗，并进火腿数片。次日思大便而未解，再明日结大便甚多，而胃纳渐开，饭食亦渐常矣，竟未服药。

【按】古人有"饮以养阳，食以养阴"之说，脾胃乃生之本，胃气以下为顺，脾气以健运为能。胃强脾弱，则消谷而便溏；脾强胃弱则知饥而纳少。此稚儿于病后调治不得其法，便闭而不饥不食，苔白脉细，脾胃阴虚也。若是成人，则必诉口淡无味矣。故宜饮食清润以养之。前服白术、炙草、干姜后及不能进食，盖"守补则壅"也。倘以消导法，则亦耗气劫液矣。

回忆当年初入医林之种种艰难，诸般险阻，实为业医者不可或缺之际遇，有见功效者，有不见功效者，均可为以后深涉医林经受考验奠定基础。明·朱元璋谕徐达曰："更涉世故则智明，久历患难则虑周。"吾从事医道者，何独不然！且应以救己、救亲之心，推及救人，所谓现身说法，诚千古不磨之论。

年谱

1921 年 1 月 11 日（农历庚申年 12 月初三日）出生于杭州世医之家。

1924 ～ 1937 年 6 月在家庭教师教导下学习古文，包括《四书》、《五经》、诗词等；上小学、中学；随父亲何公旦学习中医。

1937 年 7 月～ 1938 年 6 月随家南迁云；随父行医。

1938 年 7 月～ 1941 年 7 月上海新中国医学院学习。

1941 年 8 月～ 1949 年 4 月上海新中国医学院毕业；任盐局中医师；1947 年举办杭州中国医学函授社，开始从事中医教学；编写《实用中医学》一、二、三集；行医。

1949 年 5 月～ 1955 年创办庆春中医联合诊所；兼任卫生人员训练所中医课程授课；1953 年 4 月获中央人民政府卫生部颁发中字 06437 号中医师证书；任杭州市中医协会主任，杭州市人民代表会议代表；负责浙江中医进修学校教学工作。

1955～1956年参与省卫生厅、省中医进修学校等购置大学路老浙江大学校址后，浙江省中医进修学校与省卫生干校分开，单独建校；1956年7月加入中国共产党。

1957～1958年任浙江省中医进修学校副校长，兼中医授课并门诊；举办中医师资班；筹办浙江省第一期西医离职学习中医班（学制三年），编写教材兼授课。

1958～1959年6月"整风反右"运动开始，为领导小组成员；筹建浙江中医学院。

1959年6月～1959年8月浙江中医学院成立，任副院长；招收首届六年制中医专业本科生；《金匮要略通俗讲话》出版；被评为浙江省文教系统社会主义建设先进工作者，获奖章、证书。

1959年9月～1960年3月筹建浙江中医学院函授部，编写出版《函授通讯》，并代厦门大学筹编海外中医函授讲义。

1960年4月～1963年8月浙江中医学院并入浙江医科大学；撰写《谈治学》一文；《金匮要略归纳表》出版；组织教师编写《温病条辨白话解》《中医内科手册》《中医儿科手册》《中医妇科手册》《中医针灸手册》《医宗金鉴杂病心法白话解》等，并先后在浙江、北京等地出版发行。

1963年9月～1966年5月恢复浙江中医学院；在第一次中共浙江中医学院党员大会上被选为党委委员；回顾过去四年办学经验，组织教师编写《中医学院各课教案与教学经验集》；《医宗金鉴四诊心法白话解》由人民卫生出版社出版。

1966年6月～1970年6月"文化大革命"受批判；去嵊县三界、华堂等地劳动前后共3年。

1970年7月～1973年10月浙江中医学院第二次并入浙江医科大学；担任浙江医科大学中医学院副院长。

1973年11月～1977年7月浙江中医学院第二次从浙江医科大学划出，单独成立；恢复工作后，筹建《浙江中医学院通讯》。

1977年8月～1978年7月根据省委（77）163号文担任党委委员、院革委会副主任，以后改为副院长；任第四届浙江省政协委员；《何任医案》1978年9月编印成册；组织全院老中医编成《老中医医案选》（第一辑）。

1978年8月～1979年1月首批评定为教授；任学院学术委员会主任、《学报》编委会主任。

1979年2月～1983年12月根据省委（79）68号文担任浙江中医学院院长；为浙江省第六次党代会代表；1981年赴北京参加首届中日《伤寒论》学术讨论会，代表中方作学术讲演；1982年10月在全国四版中医教材编审会上推选为副主任委员；任全国中医学会常务理事、浙江中医学会会长；为浙江省第五届人大常委；《何任医案选》在浙江科技出版社出版。

1983年12月～1988年1月根据省委（83）183号文改任浙江中医学院顾问；浙江省第六届人大常委；《何任医论选》《金匮要略提要便读》分别在人民卫生出版社、北京科技出版社出版；1985年底赴日本访问讲学；《金匮要略讲义》由湖南科技出版社出版。

1988年2月～1991年5月任第七届全国人大代表；《湛园医话》在上海科技出版社出版，主编《金匮要略校注》

《金匮要略语译》由人民卫生出版社出版，《金匮要略新解》日文版由日本东洋学术出版社出版。

1991年6月～1992年12月国家级名老中医带高徒；获学院首批国务院特殊津贴；主编《金匮要略校注》获国家中医药管理局科技进步奖二等奖（部级）；《金匮要略百家医案评议》由浙江科技出版社出版。

1993年1月～1997年12月何任中医基金会成立；业绩载录于英国剑桥名人录；经人事部批准暂缓离退休，继续从事研究著述工作；参加全国《金匮要略》学术研讨会，作学术讲演；应香港医学会邀请赴香港访问讲学；何任中医基金会两次向在中医领域作出贡献人员和品学兼优学生颁奖；进修中国画。

1998年1月～2000年11月《何任临床经验辑要》中国医药科技出版社出版，全书计42万余字；从事中医医疗、讲座等工作。

2000年12月至今《诗意流年》浙江科技出版社出版；继续从事中医医疗、讲座、撰稿等工作。